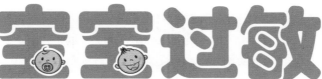

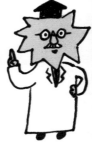

宝宝过敏怎么办

[日] 今井孝成 主编
史传奎 周爱妍 许 鹏 主译
王凯文 葛若昀 孙艺菲 译

预防治疗
**宝宝过敏的
必读书**

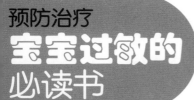

会遗传吗？

什么时候开始
会患上花粉症？

鸡蛋是
一直吃不了吗？

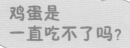

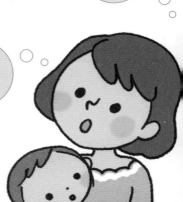

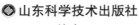

山东科学技术出版社
·济南·

图书在版编目（CIP）数据

宝宝过敏怎么办 / （日）今井孝成主编；史传奎等
译 . — 济南：山东科学技术出版社，2023.4
　ISBN 978-7-5723-1466-7

Ⅰ.①宝… Ⅱ.①今…②史… Ⅲ.①小儿疾病 - 变
态反应病 - 防治 Ⅳ.① R725.9

中国国家版本馆 CIP 数据核字 (2023) 第 000316 号

KODOMO NO ALLERGY KISO BOOK
©Takanori Imai 2021
Originally published in Japan in 2021 by Nitto Shoin Honsha CO.,
LTD., TOKYO,
Chinese (Simplified Character only) translation rights arranged
through Rightol Media Limited, China.
Simplified Chinese translation edition © 2023 by Shandong
Science and Technology Press Co., Ltd.
版权登记号：图字 15-2022-93

宝宝过敏怎么办
BAOBAO GUOMIN ZENMEBAN

责任编辑：张丽炜
装帧设计：侯　宇

主管单位：山东出版传媒股份有限公司
出 版 者：山东科学技术出版社
　　　　　　地址：济南市市中区舜耕路 517 号
　　　　　　邮编：250003　电话：（0531）82098088
　　　　　　网址：www.lkj.com.cn
　　　　　　电子邮件：sdkj@sdcbcm.com
发 行 者：山东科学技术出版社
　　　　　　地址：济南市市中区舜耕路 517 号
　　　　　　邮编：250003　电话：（0531）82098067
印 刷 者：山东联立文化发展有限公司
　　　　　　地址：山东省日照市莒县招贤镇罗庄二路西路 3 号
　　　　　　邮编：276526　电话：（0633）6622299

规格：32 开（143mm×210mm）
印张：5.5　字数：126 千
版次：2023 年 4 月第 1 版　　印次：2023 年 4 月第 1 次印刷
定价：59.00 元

目 录

1

第**3**章 成年后容易引发过敏的 4 个过敏原

第4章 从 6 个症状分别来分析儿童过敏

第 1 章

儿童过敏的

10 个基础知识

人为什么会过敏呢？过敏与我们的日常生活紧密相关。学习过敏症的基础知识，有备无患。

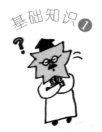

基础知识 **1**

过敏到底是什么？

过敏是抗体"误认"引发的症状

大家知道吗？我们的身体在被细菌、病毒等外敌入侵时，会产生一种被称为抗体的物质来进行防御。这一机制就是"免疫"。

然而，免疫机制有时也会"失误"，将原本无害的食物、灰尘、花粉等物质误认为是敌人，进而引发过度的免疫反应，也就是我们所说的过敏反应。

抗体一旦产生，就会在皮肤、黏膜等部位的肥大细胞表面大量结合。这时食物、灰尘、花粉等导致抗体生成的物质再次进入人体时，它们就会迅速发起攻击。

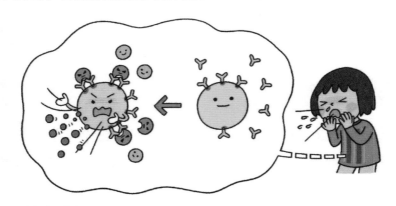

※肥大细胞是什么？
肥大细胞是血液内的一种细胞，肩负着防御外敌侵入人体的责任，是引发过敏反应的主要原因之一。

2

像这样，每当导致过敏的物质进入人体，附着在肥大细胞表面的抗体就会与之结合，这一过程会导致肥大细胞释放出组胺等大量化学物质，进而导致湿疹、瘙痒等各种症状。

同样患过敏的孩子，有些非常容易出现症状，有些却症状不明显，原因就在于这一过程中的变量不同。有些孩子可能本身就容易产生大量抗体，有些则长期处于过敏原（即引起过敏的原因）较多的环境中，因此过敏症状也更为严重。

引起过敏的物质——过敏原

食物、花粉、霉菌、螨虫、灰尘、金属、昆虫、药物……任何能引起过敏反应的物质都可以被称为"过敏原"。

过敏原会通过口、鼻、眼、皮肤等部位进入人体内，并引起打喷嚏、流鼻涕、咳嗽、皮肤红肿瘙痒等症状。过敏分为很多种类，即使两个人的过敏症状相同，过敏原也不一定一样。

要想知道是什么导致自己过敏，最好在过敏原入侵体内、出现过敏反应时前往医院或诊所进行检查。

迅速出现症状的速发型超敏反应是最常见的过敏类型

过敏主要分为花粉症、特应性皮炎、过敏性鼻炎、支气管哮喘、食物过敏这五个大类。

这些过敏症基本都与一种叫做IgE的抗体相关，其特征是过敏原进入体内后，会在数小时内引发症状，因此也被称为"速发型超敏反应"。

特别是食物过敏，大多都是"速发型"的，病人在食用含有过敏原的食物后，会在两小时以内出现过敏反应（→第29页）。

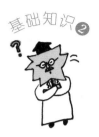

基础知识 2

过敏是儿童时期易出现的病症吗？

每2个儿童就有1人患过敏症

各位了解有多少孩子患有过敏症吗？

根据日本厚生劳动省《风湿、过敏对策委员会报告书》中显示的数据，2005年，日本每3个儿童中就有1人患过敏症；2011年这一数字更是大幅增长，达到了每2个儿童中就有1人患过敏症的惊人概率。

在0~14岁这一年龄段中，约40%的儿童患有某种过敏症。居住在东京、大阪等城市地区的4岁以下儿童则有51.5%出现了过敏症状。

在所有的过敏症状中，支气管哮喘患病率在6~12岁儿童中增幅较大，30年内增长了10倍，此外，特应性皮炎也增长了5~10倍。

每年的7月8日是世界过敏性疾病日。2022年7月8日，中华预防医学会过敏病预防与控制专业委员会和中日医学科技交流协会变态（过敏）反应与临床免疫分会联合发布《2022中国过敏性疾病流行病学调查报告与现状分析》。

此次调查由国家皮肤与免疫疾病临床研究中心、北京大学第一医院皮肤科赵作涛教授团队与中国疾控中心慢病中心共同牵头，于2018~2019年间面向全国范围超过18万人群进行的一项随机抽样的大型流行病学调研，对中国的过敏性疾病（包括：荨麻疹、湿疹/特应性皮炎、过敏性鼻炎、过敏性哮喘、食物过敏和药物过敏等）进行流行病学调查和危险因素分析。

数据显示，2016年我国有高达40.9%的2岁以内的婴幼儿家长报告儿童正在或既往发生过过敏症状。罹患过敏性疾病不仅影响患儿体格、智力、各器官功能、免疫功能、情绪及认知的发育和发展，还会对儿童父母的精神及心理产生消极影响。

《新京报》

最常出现的过敏症是什么？

在儿童过敏中，较具代表性的有特应性皮炎、过敏性鼻炎、食物过敏、支气管哮喘等（→第11页）。

比起只出现一种症状，多种症状并发在儿童过敏中更为常见。例如1岁患特应性皮炎的幼儿，有可能在3岁左右并发支气管哮喘、过敏性鼻炎等过敏症。

这种随着孩子成长出现症状变化的现象在医学上被称为"过敏进程"（→第15页）。

为什么感觉过敏病人在不断增加？

不知各位是否有这种感受——不论儿童还是成人，患过敏症的人数似乎在不断增加。

为什么会出现这样的情况呢？最大的原因可能是随着时代发展，人们的衣食住行都发生了很大改变，这些变化对守护人体的"免疫系统"产生了影响，从而造成了过敏病人的不断增加。此外，也有观点认为自然环境的变化在很大程度上也会影响过敏症的患病率。

过敏是一种全球性的疾病，可能出现在任何国家。不过，不同国家、地区的人种、环境、生活习惯各有不同，因此患病率、患病类型也不尽相同。

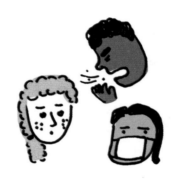

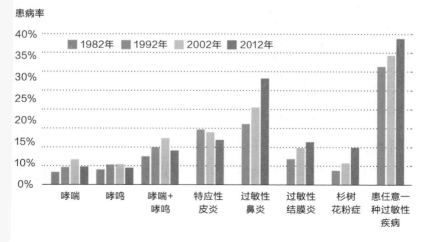

日本儿童过敏性疾病患病率变化

数据来源：日本独立行政法人环境再生保全机构《健康生活》2014年3月刊

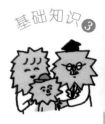

基础知识③

大人过敏，孩子也会遗传吗？

一般认为，亲人患有过敏症，孩子的患病概率也更大

　　目前可以明确的是，儿童过敏会受到遗传和环境两方面的影响。与父母一方患过敏症的孩子相比，父母双方都患有过敏症的孩子出现过敏症状的概率明显更大。

　　去医院就诊时，医生也会问亲属中有没有人过敏，这是为了确定孩子受遗传影响出现过敏症状的风险如何。

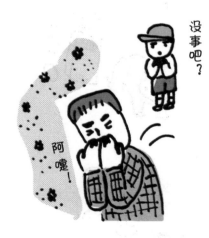

没事吧？

阿嚏！

　　不过，小孩是否会过敏，也不完全取决于父母的遗传。即使父母有过敏症状，孩子遗传到的也只是容易发生过敏的基因，最终到底会不会发病，和生活的环境也有很大关系。

孩子的症状和病因不一定与大人完全一致

　　非过敏体质的人当然也会摄入可能造成过敏的食物，接触螨虫、霉菌、花粉等物质，但他们不会像过敏体质的人那样，对这些物质产生过度的反应，出现皮肤瘙痒红肿、打喷嚏、腹泻等影响身体健康的症状。

无论大人还是孩子，过敏的发病机制都是相同的，但表现出的症状及引起过敏的原因可能有所不同。

比如，特应性皮炎引发的湿疹就会根据年龄段出现在不同部位。婴儿期通常出现在面部、头部；幼儿期常见于躯干、足部以及手肘、膝盖等关节部位内侧；青春期以后则常见于上半身，如面部、胸部、背部、手肘等部位。

又比如，食物过敏的病人中，儿童对鸡蛋、牛奶、小麦过敏较为常见，成人则更多对水果、小麦、甲壳类食物过敏。儿童的食物过敏有很大概率随着年龄增大而逐渐消失，成年后患上的食物过敏则相对难以治疗。

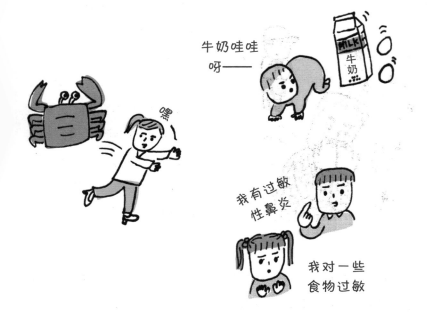

不同年龄段的儿童 与过敏症

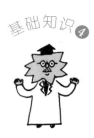

基础知识

0~12 岁，过敏症可能随孩子成长而出现变化

上文也提到过，许多过敏性疾病都是在婴儿期至幼儿期显现出来的。

当然，并不是所有过敏症都会在婴幼儿期集中出现。有些过敏症会随着孩子的成长出现变化，也有些会在成年后才出现。

新生儿奶粉过敏——关于儿童消化道过敏

新生儿或是几个月大的婴儿可能会在喂养后出现吐奶、腹泻、便血等症状，这被称为"新生儿-婴儿消化道过敏"。

有些孩子即使没有消化道相关症状，也会出现因吮乳无力而没有精神、体重难以增加等问题。

如果发现孩子有类似症状，且观察一段时间后没有好转，就应及时送医，以免损害孩子健康。治疗这种过敏症，可以从造成过敏的奶粉入手，将其更换为过敏专用奶粉（氨基酸或深度水解配方），这通常可以起到很好的效果。

1 岁前儿童常见过敏

婴儿期的常见过敏有食物过敏和特应性皮炎。但在这一时期，往往很难判断病因是过敏还是其他什么原因。如果孩子每次喝奶都会腹泻，有可能并非过敏，而是消化吸收不良的问题，也就是乳糖不耐受。另外，这个年纪的儿童有时还会出现类似支气管哮喘的咳嗽症状。所以在照顾婴幼儿时，父母要时刻留心孩子是否不适，一旦出现异常，还要对症状进行细致的观察。

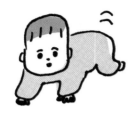

1~6 岁儿童常见过敏

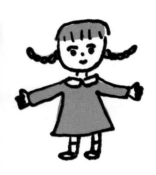

和婴儿期相比，1~6岁的儿童身体素质更强，组成消化道的各个器官继续发育，因此0~1岁间出现的过敏症状通常会逐渐减轻，甚至完全消失。特别是一些食物过敏的症状可能会有所缓解，所以父母可以向医生咨询，重新调整孩子的饮食。不过，随着孩子身体逐渐长大，可能会对螨虫、房屋灰尘更加敏感，从而引发支气管哮喘。

6~12 岁儿童常见过敏

在这一阶段，儿童体内各器官进一步发育，抵御疾病的免疫系统、产生激素的内分泌系统等身体机能逐渐完善，支气管哮喘常在此时有所好转。然而，孩子的活动范围变大，接触室外灰尘、花粉等物质的概率增加，有可能引起过敏性鼻炎等。

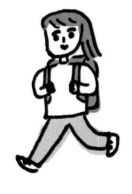

进入青春期后，孩子们大多可以独自应对、处理过敏症状，学会管理自己的身体，但家长也不能掉以轻心，否则仍有可能造成病情恶化等情况。

常见儿童过敏都有哪几种?

特应性皮炎

以皮肤剧烈瘙痒、出现炎症为特征，易发于婴儿期。表现为皮肤泛红、出现小疙瘩等。

治疗特应性皮炎，可使用类固醇激素外用药。虽然这类药品曾被认为有一定的副作用，因此一度被敬而远之，但近年来随着医药研究的进步，类固醇激素已被证明有很好的消炎效果。除了抑制炎症外，这类药品通常还会添加保湿成分以修复受损肌肤，达到护肤的目的。

过敏性鼻炎

主要过敏原为杉树、柏树的花粉，因身体将花粉识别为有害物质所引起。季节性过敏性鼻炎也被称为花粉症，发病时主要表现为打喷嚏、流鼻涕、鼻塞等症状。

除了花粉，房屋灰尘、螨虫等物质也会引起过敏性鼻炎，且会表现为全年发病的常年性过敏性鼻炎。像这样的病症是有可能通过过敏原免疫治疗法彻底治愈的。

食物过敏

正常情况下，我们的身体会将食物识别为"对身体无害的异物"，会仔细地消化、吸收其中的营养成分，并不会因此出现过敏反应。然而，当身体正常的免疫反应失调时，就会将食物识别为有害的异物，从而引起过敏反应。造成食物过敏的原因除了常见的食物，也有可能是一些平常罕见的食物。

食物过敏的症状在全身都有可能出现，具体表现为皮肤起皮疹、发红、手脚浮肿、呼吸困难、腹泻等，严重时还会引发休克。

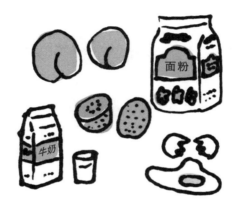

支气管哮喘

支气管哮喘是一种过敏导致的慢性炎症，表现为气道变窄、呼吸不畅，且病人状态时好时坏，会反复发作。病人的气管即使受到很小的刺激也会过度反应，导致哮喘发作，并出现呼吸相关症状。不仅如此，病人哮喘不发作时也可能有咳嗽的症状，发作时更是可能陷入呼吸困难的状态。

医疗水平尚不发达时，支气管哮喘发作经常导致儿童死亡。但随着治疗方法的进步，支气管哮喘的致死率已明显降低。

其他过敏

除上述几种症状外，过敏还有很多不同的表现，比如杉树花粉飞入眼里使人流泪不止的"过敏性结膜炎"，由药物引起的"药物过敏"，因蜂毒等物质导致的"蜂毒过敏"等。这些症状也不仅限于儿童，有可能在任何年龄段出现。

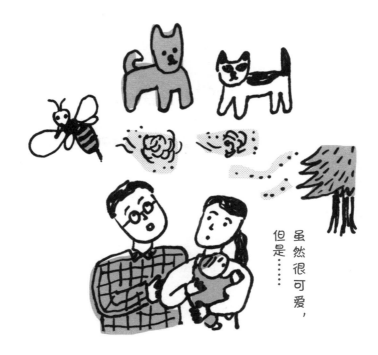

虽然很可爱，但是……

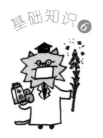

基础知识 6

同一个孩子会患上不同 种类的过敏症吗?

随着孩子成长依次发生不同症状的"过敏进程"

即使是已经出现过敏症状的孩子,也有可能患上其他不同种类的过敏疾病。

比如,在婴幼儿期患特应性皮炎的孩子,可能在成长过程中继续出现支气管哮喘、过敏性鼻炎等其他过敏症。这种伴随儿童成长出现不同过敏性疾病的现象就被称为"过敏进程"。

有专家认为,本身患有特应性皮炎的儿童,皮肤的屏障功能会被破坏,从而使过敏原更容易从皮肤入侵。如此一来也就更容易出现"过敏进程"。

不过,"过敏进程"这一现象并不一定会在所有过敏症患儿中出现,当然也不一定全都是从特应性皮炎开始的,有时也会从花粉症、食物过敏等过敏症开始。

越早发现过敏进程越方便诊断治疗

家长如果观察到过敏进程出现,也不必过于惊慌。此时应注意的是,不要擅自判断症状轻重,而是要经过专业医生的诊断来决定应对方式。

家长应时常观察孩子的状态,不要忽略任何身体上的变化。如果家人能在过敏进程初期及时发现,对诊断、治疗都有很大的帮助。

【过敏进程示例】

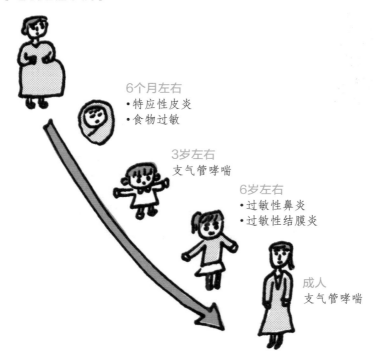

6个月左右
• 特应性皮炎
• 食物过敏

3岁左右
支气管哮喘

6岁左右
• 过敏性鼻炎
• 过敏性结膜炎

成人
支气管哮喘

过敏病人多种过敏性疾病合并的概率

单位：%

		哮喘	特应性皮炎	过敏性鼻炎	过敏性结膜炎	杉树花粉症	食物过敏	全身过敏反应
合并的过敏性疾病	哮喘	–	11.8	9.8	10.3	8.2	17.4	21.3
	特应性皮炎	29.3	–	19.2	21.8	19.9	43.8	37.4
	过敏性鼻炎	58.1	46.0	–	73.9	92.7	52.4	60.8
	过敏性结膜炎	24.8	21.2	30.0	–	61.2	26.4	33.7
	杉树花粉症	17.2	16.8	32.8	53.3	–	21.6	26.0
	食物过敏	13.1	13.3	6.7	8.3	7.8	–	85.0
	全身过敏反应	3.6	2.6	–	2.4	2.1	19.2	–

数据来源：日本独立行政法人环境再生保全机构研究《关于儿童支气管哮喘历年变化及地域差别的调查研究》

15

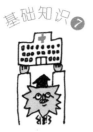

基础知识

儿童过敏应该去什么医院就诊?

越早寻求专业诊断治疗效果越好

一旦观察到孩子出现类似食物过敏、支气管哮喘等过敏症状,就应尽早前往医院寻求专业医生的帮助。

过敏性休克是一种可能危及生命的严重状况。如果孩子有发生休克的可能,家长应尽量先确定好要去哪家医院、找哪个医生治疗等细节,做好万全准备,以防万一。

儿科与过敏科

孩子出现疑似过敏的症状,可以在儿科就诊。成人怀疑自己过敏,则可以在内科或是变态反应科(过敏科)就诊。大部分医院的儿科都可以诊治儿童过敏,但最好还是提前问清就诊医院有没有专门治疗过敏的医生或是过敏门诊。

日本过敏学会认证的专科医师

对过敏症有专业治疗知识、治疗过敏病人经验较为丰富的医生,在通过日本过敏学会认证后,即可成为治疗过敏症的专科医师。在日本过敏学会的官方网站上输入地区、专业分类(儿科、内科等)等信息,即可查询相关专家的名字及其就职医院。

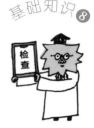

基础知识 8

诊断过敏都要做什么检查?

什么导致了过敏? 一切从检查开始

想要治疗过敏,首先就要找到过敏的原因。只有查明了原因,才能尽量避免与过敏原的接触,从而阻止过敏发作。

常见的过敏检查有皮试、验血等,根据病情不同,也可能增加一些其他检查。

检查完成后,医生会根据结果开药、给出生活建议,提供各种治疗方案。我们也会依循这些指导开始治疗。需要长期治疗的情况下,也可以和医生商定治疗的推进方式。

血液检查

血液检查是为了采集病人血液,测试其中有多少免疫物质(即IgE抗体)。不同免疫物质会对不同过敏原产生反应,对象包括食物、房屋灰尘、霉菌、宠物、花粉等。如果检查发现血液中的某种免疫物质数值很高,就表明病人很可能对相应的物质过敏。值得注意的是,血液检查结果的数值较高只能说明对应物质造成过敏的可能性较大,并不能认定就是这种物质造成了过敏,后续还需要更详细的检查。

皮试

将可能的过敏原滴在手腕内侧,再用针将皮肤刺伤一点点,15分钟后观察皮肤是否出现过敏反应，这就是我们平时常说的皮试，有时也被称为点刺试验。如果伤口出现红肿，就要考虑为过敏反应。这项检查损伤很小，婴幼儿也能进行。

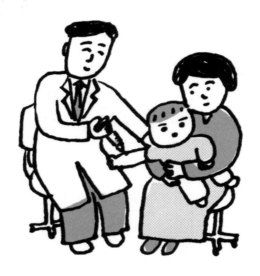

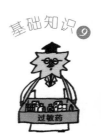

基础知识 ⑨

儿童抗过敏药都有些
什么呢？

儿童药品与成人药品有什么区别？

很多抗过敏药会分为儿童用、成人用两种。虽然目的都是改善对应过敏症状，但用法用量、药品的形状（剂形）等会有所不同。

将药品这样分类，是因为儿童的肠道、肾脏、肝脏等各种脏器还未发育成熟，因此和成人相比，药物排出体内的速度更慢，也就更容易受到副作用的影响。

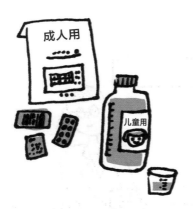

医生在开具处方时，会根据病人的年龄判断要使用儿童药品还是成人药品，并根据病人体重决定所需药量。

为了让孩子配合吃药，有些儿童药品会做成甜甜的糖浆，也有些会做成能溶于果冻一起吞服的粉剂，以便婴儿或年龄较小的孩子能顺利服用，同时也减少孩子的抵触心理。

如何正确服药？

我们会在药品包装或说明书上看到"请按说明使用"的字

样。说明书中会详细标明药品的用法、用量。特意强调按说明使用，就是因为不遵守说明可能会影响药效，甚至导致副作用。

如果在过敏的同时还患有其他疾病，请务必告知医生或药剂师，按需调整用药方案。此外，如果服药后症状仍然难以缓解，也应及时向医生咨询。

医院开的药和药店卖的药有什么不同？

在医院、诊所等医疗机构就诊，接受医生诊断、开出处方后获得的是"处方药"。

医生开出处方药，是基于对病人病症状态的了解，判断"需要使用这些药"而开出的，且在大部分情况下在医保的范围内。

购买非处方药则无需医生的诊断和处方，在一般药店与药剂师、营业员沟通咨询后即可买到。

非处方药的说明书上都会清晰、简明地写出用法、用量、效果、副作用等事项，所以在吃药前请务必仔细阅读说明书。

即使是治疗同一种病症的药品，处方药与非处方药的成分、用量、药效等也可能不同。如果服用非处方药后症状没有得到改善，还请去医院接受诊断，让医生开一些处方药来服用。

需要注意的是，在

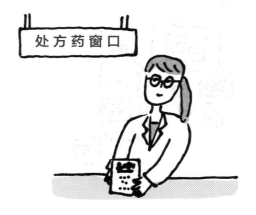

处方药窗口

婴幼儿阶段，针对不同孩子的用药方式会有很大差别。为了更好的治疗效果，家长还是应尽早带孩子就医。

贴剂

治疗支气管哮喘时，常用处方贴剂使支气管扩张，让空气能够顺畅通过。使用时，可将贴剂贴在病人的胸部、背部或上臂。

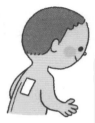

口服剂

治疗过敏的口服剂有抗组胺剂、白三烯受体拮抗剂等，通常分为锭剂、散剂（颗粒）、糖浆剂等。

如何服用糖浆类药品

服用糖浆类药品时应尽量减少药品在口内的残留。可以使用勺子把糖浆送到靠近喉咙的位置，让孩子直接吞服。

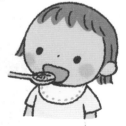

搽剂

治疗特应性皮炎时，遵循医嘱使用搽剂通常能带来较好的效果。但搽剂的正确使用方式往往会被忽略。使用这类药品时，还请注意应涂满整个炎症部位，并且药膏要覆盖在患处。

软膏、乳液类药品每次均应足量使用

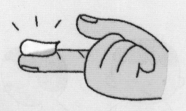

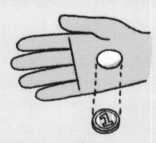

软膏类药品取用一个指节

　　将软膏挤在成人食指的第一个指节处，得到的剂量大致可以覆盖两个成人手掌大小的患处。

乳液类药品取用硬币大小

　　在手心取一元硬币大小的乳液类药品，这一剂量大致可以覆盖两个成人手掌大小的患处。

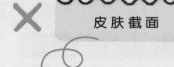

不可以将搽剂完全揉进患处，否则会影响药效！

　　将搽剂完全揉进患处，反而会导致药品不能充分作用于患处。正确的做法是在患处上覆盖一层搽剂。

滴鼻、滴眼剂

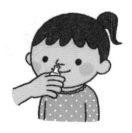

　　治疗过敏性鼻炎引发的鼻塞、流涕等症状时，滴鼻剂效果较好。

　　治疗过敏性结膜炎引发的眼部充血、发痒、流泪等症状时，可选择滴眼剂等处方药品。

注射液

严重过敏引起过敏休克症状时，为防止病情重症化、危及病人性命，也会使用处方注射液进行治疗。

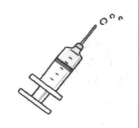

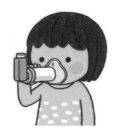

吸入剂

治疗支气管哮喘可以使用类固醇激素吸入剂，这样药品可以直接到达气管中的炎症部位。此外，哮喘发作时也可使用支气管扩张类的吸入剂来缓解症状。

使用类固醇激素吸入剂后

使用类固醇激素吸入剂后，一定要仔细漱口。如果这类药物残留在口腔内，可能会造成喉部不适、霉菌感染等副作用。

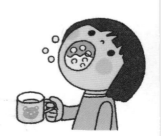

类固醇激素对身体有害吗？

治疗特应性皮炎或支气管哮喘时可能会用到类固醇激素类药品。相信不少家长看到这类药品都会担心会不会对孩子身体产生不好的影响，其实，只要根据处方选择符合症状的药品，谨遵医嘱去使用，就不必担心副作用的问题。

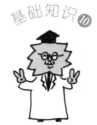

基础知识⑩

要教给孩子与过敏症和平共处的方法

孩子长到一定年龄后需要知道的事

对于小孩子来说，即使有一定的过敏症状，基本也不会把这事放在心上。毕竟他们正处于好奇心旺盛、最喜欢玩耍的年纪。即使父母对孩子多加叮嘱，他们往往也不会认真遵守那些烦琐的注意事项。

孩子还小的时候，大多数时间都会和父母待在一起，所以倒也不必太过担心。不过升入小学后，孩子们独立行动的机会就多了起来。他们会和好朋友一起玩耍，看到同学吃什么自己也会跟

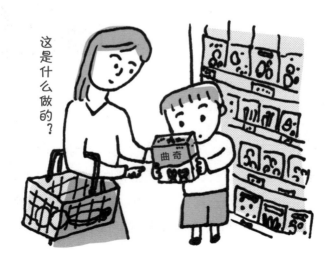

这是什么做的？

曲奇

着吃，这就有可能会引起过敏症状。

　　所以，在孩子稍微大了一点，有了一定的理解能力后，大人就要让他们记住自己的过敏原都有什么，也要告诉孩子吃东西之前一定要经过家人的确认才可以。

妥善处理、配合治疗，过敏并不可怕

　　只要能正确地处理、应对，过敏症其实并不可怕。比如，想尽量避免支气管哮喘发作、呼吸困难的症状，可采取以下措施：

- 遵守用法、用量，按时吃药。
- 保持房间整洁。
- 适度运动增强体力。

如果对某种食物过敏，则要记得：

- 避免食用会引起过敏的食物。

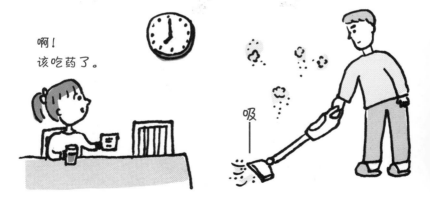

啊！
该吃药了。

吸

不同药品的药效持续时间不同，服用时请谨遵医嘱。

螨虫和灰尘是特应性皮炎与支气管哮喘的大敌。如果家中有人患这类疾病，还应尽量仔细地做好清扫工作。

当然，应对方法不仅限于上述几条。我们可以在专业指导下采取各种措施对抗过敏。儿童过敏不仅需要家人的帮助，更需要周围人的配合，所以更要重视对孩子的日常教育，让孩子明白如何正确应对过敏，这样，各位家长也能更放心一点。

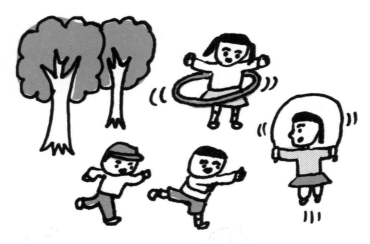

一直待在家里是无法增强体力的。和同学、朋友到室外去一起游玩、运动很有必要。

第2章

容易引发儿童过敏的 **4**大过敏原

　　过敏会导致人体出现各种症状，引起这些症状的物质就被称为"过敏原"。在我们的生活中，最容易引起儿童过敏的是食物、螨虫与房屋灰尘、花粉、动物这 4 大过敏原。接下来，就让我们一起了解这 4 种过敏原，学习相关的过敏知识吧。

①食物过敏

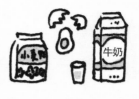

食物过敏，指对特定食物成分过敏的病症。病人进食致敏食物后，免疫系统会出现过度反应，进而引起过敏症状。食物过敏多见于儿童，其中接近8成的病人都是学龄前的婴幼儿。在不满一岁的婴儿中，每10~20人中就有1人易发生食物过敏。

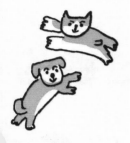

②动物过敏

猫、狗、仓鼠，都是很受欢迎的宠物，然而这些可爱的小动物也有可能导致各种过敏症状。它们身上会产生一些过敏原漂浮在房间里，可能引起支气管哮喘、过敏性皮炎、特应性皮炎等症状。

③花粉过敏

大约4成的日本人患有花粉症，算是一种"十分普及"的过敏症了。即使是很小的孩子，也有可能因接触花粉而出现过敏症状。杉树花粉是最常见的花粉过敏原之一，除此之外还有很多植物的花粉也会导致过敏。想知道孩子具体对哪种花粉过敏，还需要去医院接受检查诊断。

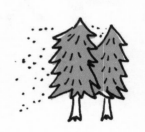

④螨虫、房屋灰尘过敏

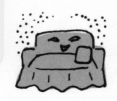

螨虫会在寝具、榻榻米、地毯之类的物品中增殖，它们的粪便、尸体也会随之积攒下来，与灰尘一起飘浮在空气中，导致支气管哮喘、打喷嚏、流涕、皮炎等症状。

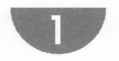

一起了解食物过敏

食物本来是为身体提供营养的无害物质，但如果人体免疫系统反应过度，将食物识别为对人体有害的异物并试图将其清除的话，就会引起食物过敏。

免疫系统攻击过敏原时，会制造一种特殊的蛋白质，也就是"抗体"。抗体一旦生成，之后再食用相同食物时，就会引起各种症状。

食物过敏的 4 种类型

根据症状特点等因素，可将食物过敏分为以下4个大类：

婴儿消化道过敏

常见于婴儿早期，主要过敏原为婴儿奶粉。主要表现为血便、呕吐、腹泻等消化道相关症状。

食物过敏相关婴儿特应性皮炎

常见于3个月以内的婴儿，主要症状为伴有瘙痒的湿疹与红斑，多从头面部逐渐向全身扩散。婴儿特应性皮炎可与食物过敏并发，因此家长在给患儿断奶前应先前往医院就诊，在医生的指导下准备辅食。

速发型超敏反应

速发型超敏反应是指接触过敏原后立刻出现症状的过敏反应。大多数食物过敏都属于速发型超敏反应。食用过敏食物后的30分钟至2小时内，病

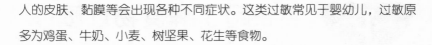

人的皮肤、黏膜等会出现各种不同症状。这类过敏常见于婴幼儿,过敏原多为鸡蛋、牛奶、小麦、树坚果、花生等食物。

特殊过敏类型

食物依赖性运动诱发性全身过敏反应

这种病的过敏症状由运动触发,只有在病人吃下致敏食物且开始运动后才会出现过敏症状。该病的过敏原通常为小麦或虾蟹之类的甲壳动物,常见于小学至高中阶段的孩子。如果孩子患有此症,家长就需要叮嘱孩子不要在午餐后的休息时间运动,也要注意下午第一节课是不是体育课,以免引起严重的过敏症状。

口腔过敏综合征

病人食用生的水果、蔬菜后,会在几分钟内感到嘴里发痒、发麻,出现不适,但症状仅出现于口腔。这种症状常与花粉症并发,因此也被称为"花粉-食物过敏综合征"。

蛋白质是导致过敏的主要原因

导致食物过敏的主要原因是食物中的某些蛋白质。在一些情况下,即使没有食用致敏食物,只是皮肤接触,或是吸入一些细小的颗粒,也会引发过敏症状,可谓防不胜防。正因如此,家长在日常生活中留心与防护是必不可少的。

很多食物都含有蛋白质。有些蛋白质非常容易引起抗体反应,且不易因加热、烹调等方式改变性质。所以说遵循饮食指导、学习相关知识,对食物过敏病人是很有帮助的。

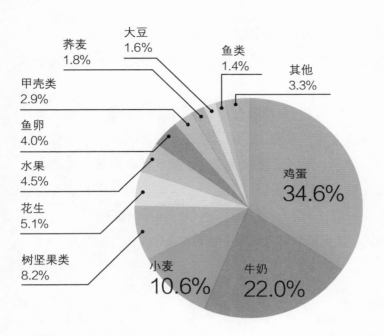

大豆
1.6%

荞麦
1.8%

鱼类
1.4%

其他
3.3%

甲壳类
2.9%

鱼卵
4.0%

水果
4.5%

花生
5.1%

树坚果类
8.2%

鸡蛋
34.6%

小麦
10.6%

牛奶
22.0%

引起速发型超敏反应的食物

数据来源：日本消费者厅《关于食物过敏相关食品标识的调查研究事项》，出自 2017年《速发型食物过敏全国跟踪调查结果报告》

3 大过敏原：鸡蛋、牛奶、小麦

导致儿童食物过敏的最主要原因是鸡蛋，其次是牛奶，再次是小麦。这3种类型的食物过敏占到了全部食物过敏的7成左右，不过，这类食物过敏有可能会随年龄增长而逐渐消失。

一起了解食物过敏

千差万别的儿童过敏症状

在食物过敏中，最常见的就是荨麻疹、湿疹、红斑、瘙痒等皮肤症状。

除了皮肤症状，食物过敏还可能引起以下症状：咳嗽、喘鸣等呼吸系统症状；喉部、口唇、唇周、眼部的瘙痒、肿胀等黏膜症状；腹泻、呕吐、腹痛等消化系统症状，等等。如果这些症状在全身多处同时出现、情况严重，就很有可能发展为过敏性休克（→第164页），危及生命。遇到这种情况，须及时拨打急救电话。如果备有肾上腺素注射笔，请尽快自行注射。

皮肤

荨麻疹及皮肤瘙痒、红斑、湿疹等是食物过敏最常见的症状。

黏膜

结膜充血、眼睛发痒、流涕、鼻塞、打喷嚏、口腔及唇周不适、肿胀。

呼吸系统

咳嗽、喘憋（呼吸困难）、呼吸出现鸡鸣声（喘鸣）等。

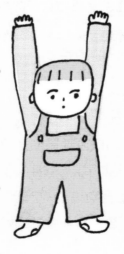

消化系统（肠胃等）

腹痛、腹泻、恶心、呕吐、血便等。

神经系统

疲乏、劳累、没有精神、意识朦胧、大小便失禁、头痛等。

循环系统

脉搏过快、脉搏细弱、手脚冰凉、口唇及指尖呈青紫色（紫绀）等。

★了解儿童过敏详细症状及其诱因，详见第4章。

食物过敏症状出现的时间特点

不同年龄段的孩子容易造成过敏的食物不同。

1岁以下的婴幼儿食物过敏中，鸡蛋、牛奶、小麦这3大过敏原占据了很大一部分。但随着孩子的成长，这类食物导致过敏的频率很可能会逐渐降低，有7~8成患儿的症状能够在学龄阶段完全消失。

1岁后，孩子接触到的食品变多，对各类鱼卵、花生、水果过敏的情况有所增加。

孩子2~3岁后，核桃、腰果等树坚果类食品引起的过敏以及荞麦过敏增多。再大一点的学龄期儿童对虾、蟹等甲壳类食物过敏的情况会开始增多。

各年龄段新发食物过敏占比

$n=2764$

年龄	第1位	第2位	第3位	第4位	第5位
0岁	鸡蛋55.6%	牛奶27.3%	小麦12.2%		
1~2岁	鸡蛋34.5%	鱼卵14.5%	树坚果13.8%	牛奶8.7%	水果6.7%

各年龄段新发食物过敏占比

（续表）

年龄	第1位	第2位	第3位	第4位	第5位
3～6岁	树坚果 32.5%	鱼卵14.9%	花生12.7%	水果9.8%	鸡蛋6.0%
7～17岁	水果21.5%	甲壳类 15.9%	树坚果 14.6%	小麦8.9%	鸡蛋5.3%
18岁以上	甲壳类 21.5%	小麦16.2%	鱼类14.5%	水果12.8%	大豆9.4%

1岁左右，鱼卵（鲑鱼卵等）、花生、水果导致的过敏增加。

2～3岁，树坚果（核桃、腰果等）导致的过敏增加。

学龄后，甲壳类作为新发过敏的第一大原因占据首位。

荞麦过敏多在4岁左右出现。

注：取各年龄段占比5%以上的过敏原前5位。

数据来源：日本消费者厅《关于食物过敏相关食品标识的调查研究事项》《速发型食物过敏全国跟踪调查结果报告》（2017）

食物过敏 ①

鸡蛋

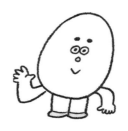

鸡蛋在充分加热后可能降低致敏

　　鸡蛋之所以会导致过敏，主要是因为蛋清里的蛋白质，而蛋白质在加热后会发生蛋白质变性。因此，有些过敏程度较轻的孩子虽然会对生鸡蛋、半熟蛋过敏，却不会对炒鸡蛋、水煮蛋之类高温加热后的鸡蛋制品过敏。

　　除了生熟之外，蛋清和蛋黄也有区别。有些孩子尽管对蛋清过敏，但可以食用蛋黄。安全起见，如果需要添加蛋黄还是应当先找医生评估后再做决定。

　　至于鸡肉、鱼卵之类的食品则和鸡蛋过敏没有关系，患儿可以放心食用。

注意这些食材！

不可以吃的东西	含有鸡蛋的加工食品
鸡蛋、以鸡蛋为原材料的加工食品	蛋黄酱（以及使用蛋黄酱的沙拉、肉馅面包等）、肉糜制品（鱼糕、蟹肉棒等）、肉类加工品（火腿、香肠等）、使用鸡蛋面糊的油炸食品、使用鸡蛋调和的汉堡肉及肉丸、点心面包、甜品类（曲奇、蛋糕、冰激凌等），等等。

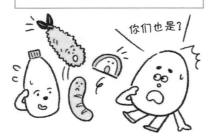

你们也是？

Q 哺乳期的妈妈是否需要禁食鸡蛋呢？

A 妈妈吃下去的蛋白质一般不会随着母乳进入孩子体内。鸡蛋中的蛋白质会被人体的胃酸和消化酶分解为氨基酸、肽等物质，并被肠道吸收，为人体供给养分。因此，母乳中通常很少含会造成儿童鸡蛋过敏的物质（可在医生指导下正常母乳喂养）。

注意检查配料表！

含有鸡蛋的商品配料表示例

• 需要注意以下字样：
鸡蛋、卵清蛋白、卵黏蛋白、烹调鸡蛋、鸡蛋火腿

※ 对鸡蛋过敏也可摄入蛋壳钙

替代食材有哪些？

选择鸡蛋替代食品，积极摄取蛋白质

鸡蛋是儿童成长必不可少的蛋白质来源。如果孩子对鸡蛋过敏，一定要多多食用富含蛋白质的食品，比如肉类、鱼类、大豆等。最好能每天都为孩子准备这类食物，以代替鸡蛋提供充足的蛋白质。

家长要多上心、多留意，灵活运用替代食材，选择不含鸡蛋的加工食品。严格遵守注意事项，才能与家人一起享受每一餐。

营养价值相同的食物

鸡蛋 中等大小1个 约50g（蛋白质约6.2g）	
肉类、鱼类	30~40g
豆腐	130g（半份）
牛奶	180mL

健康饮食关键点！

使用无鸡蛋成分的烘焙粉制作煎饼、糕点

巧用不添加鸡蛋成分的烘焙粉，就可以做出过敏宝宝也可以享用的煎饼和糕点。制作油炸食品时，也可以用这种烘焙粉替代鸡蛋制作面衣。

不加蛋清的自制点心

制作糕点时经常要用到打发的蛋清。其实，将香蕉打成糊状，加入小苏打或烘焙粉中，就可以得到类似打发的效果。在此基础上，多加一些牛奶、黄油、豆乳之类的食材，可以让口感变得更为顺滑。

使用吉利丁或琼脂替代鸡蛋，让布丁成型

需要制作不含鸡蛋的布丁时，可以用吉利丁或琼脂来让布丁凝固成型。

一起了解食物过敏
——鸡蛋

汉堡肉、天妇罗、炸鸡块中鸡蛋面糊的替代品

- 淀粉（马铃薯淀粉、木薯淀粉、玉米淀粉等）
- 土豆、莲藕擦泥
- 沥干水分后捣碎的豆腐
- 切成小丁的蔬菜

这些就由我们来代劳啦！

食物过敏 ②

牛奶

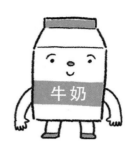

加热和发酵不能防止过敏

孩子对牛奶过敏，一般都是因为牛奶中的"酪蛋白"。这种蛋白在牛奶全部蛋白质中占大约8成，含量很高，而且在加热后结构也几乎不会发生变化。也就是说，加热、煮沸后的牛奶仍然会引起过敏反应。

不仅加热不行，哪怕经过发酵，牛奶中的酪蛋白成分也很难被分解，因此酸奶、芝士等奶制品和普通的牛奶一样有着致敏风险，患儿应尽量避免接触。

牛肉则和牛奶不同，是可以放心食用的。

注意这些食材！

不可以吃的东西

除了牛奶，山羊奶、绵羊奶、使用牛奶的加工食品也都不能食用。有些调料中也含有牛奶成分，需要多加注意。

还真是有挺多的呀

含有牛奶的加工食品

黄油、芝士、酸奶、生奶油、全脂奶粉、脱脂奶粉、调制奶粉、乳酸菌饮料、发酵奶、冰激凌、面包、咖喱块、奶油炖菜块、火腿、香肠、巧克力、西式甜点等。

注意检查配料表！

含有牛奶的商品配料表示例

· 需要注意以下字样：

鲜奶、奶粉、黄油、液体黄油、芝士、冰激凌、冰牛奶、蒜香黄油、加工芝士、浓缩乳、乳糖、加糖炼乳、乳蛋白、调制奶粉

※有一些食物配料表上会标注"某成分（含奶）""某添加物（奶提取物）"之类的字样，比如乳清粉、酪蛋白钠等食品上就没有"奶"字，但会标注"含奶""奶提取物"等，家长还需多加注意。

了解替代食材

婴儿牛奶过敏，可以食用脱敏奶粉

未满1岁的婴儿也可能出现牛奶过敏，这时就要选择过敏专用的配方奶粉。脱敏奶粉主要分为两种，一种是"深度水解蛋白奶粉"，会通过分解牛奶中的蛋白质使其变成小分子，从而降低过敏的风险；另一种是"氨基酸奶粉"，由氨基酸组成，营养成分近似于普通奶粉。不管是哪一种配方奶粉，都要记得先咨询医生，谨遵医嘱食用。

今井医生提醒您！

适度水解奶粉也有可能引起过敏！

适度水解奶粉通常有助于消化吸收，但其中可能还留有牛奶中的过敏原，所以对牛奶过敏的宝宝不可以食用。这种奶粉也并非脱敏专用奶粉，家长购买时一定要注意。

健康饮食关键点！

想做奶油类料理的话……

可以利用蔬菜本身的香味、甜味来代替牛奶。比如奶油玉米罐头、擦成糊状的土豆、市面上的过敏专用料理块等，都可作为替代品。

补充钙质

儿童成长不能缺钙。即使喝不了牛奶，也可以选择其他食品为孩子提供所需的钙质。鼓励孩子多吃一些富含钙质的食物。

用椰奶代替牛奶制作点心

制作面包、曲奇、冰激凌之类的甜品点心时，可以选择椰奶、脱敏牛奶、豆乳奶油等。

Q 配料表中有"奶""乳"的都不能吃吗？

A 不是的，有些配料虽然名字中有"奶""乳"，但和牛奶没有关系，可以放心食用，比如大部分的乳化剂、乳酸钙、乳酸菌、可可脂等。

营养价值相同的食物	
盒装牛奶 200mL (钙含量约220mg)	
萝卜干	40g
油菜	129g
沙丁鱼	50g
老豆腐	60g（1/2块）
小银鱼干（半干燥）	42g

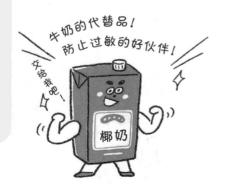

牛奶的代替品！防止过敏的好伙伴！

椰奶

食物过敏 ③

小麦

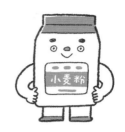

3 大过敏原之——小麦

小麦过敏同样是一种常见过敏，发病率仅次于鸡蛋过敏、牛奶过敏。病人会对小麦中的蛋白质反应过度，从而出现过敏症状。

使用小麦的加工食品非常多，患儿和家长需要格外注意。特别是一些看上去没关系的零食、点心里也会含有小麦，所以在吃之前一定要确认一下配料表。

除了一般的食物过敏症状，小麦过敏的病人还需注意"食物依赖性运动诱发性全身过敏反应"（→第30、50页），这是一种在运动后出现过敏反应的疾病。

注意这些食材！

Q 酱油、大麦茶是不是也不能吃？

A 虽然酱油是以小麦为原材料的，但小麦中的过敏原在制作过程中会被分解，因此过敏病人也可以食用。大麦茶是大麦种子经过焙煎后的产物，虽然和小麦没有直接关系，但如果医嘱要求忌食所有麦类食品，最好还是不要饮用。

不可以吃的东西

面包、面条、通心粉、意面、饺子皮、春卷皮、面筋、面饼、章鱼烧、油炸食品、点心类、咖喱块、奶油炖菜块、蛋糕等西式甜点、豆包等中式甜点。

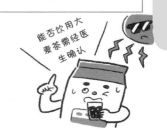

能否饮用大麦茶需经医生确认

一起了解食物过敏
——小麦

注意检查配料表！

含有小麦的商品配料表示例

• 需要注意以下字样：

小麦、小麦粉、小麦胚芽、特殊加工食品：面包、乌冬面

※任何含有小麦成分的加工类食品都有对其进行标识的义务，即使含量再小也必须在包装上有所体现。因此配料表上没有标明小麦的加工食品是可以放心食用的。

了解替代食材

以大米、根茎类为主食，既能避免小麦过敏，又能摄取充足营养

对小麦过敏的病人可以将大米、杂粮、根茎类作为主食。只要注意均衡饮食，就能避免缺乏营养的情况。除了谷物以外，使用玉米粉制作的面包、面条也是很好的选择。活用不含小麦成分的面粉和淀粉，一样可以享受丰盛多样的菜肴。

有些学校的营养餐会提供大麦或大麦加工品。如果家里有对麦类过敏的孩子，应先和医生咨询能否食用。

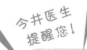

今井医生提醒您！

注意米粉中的麸质蛋白！市面上的一些米粉、面包中是含有麸质蛋白（小麦蛋白质）的，所以购买前一定要仔细确认好配料，选择不含小麦的商品。

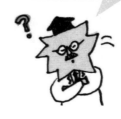

健康饮食关键点！

用玉米片给油炸食品挂糊更方便

制作油炸食品，可以选择不含小麦成分的玉米片、粗磨玉米粉（玉米经过干燥处理后，只取外皮及胚乳部分，加工成颗粒状的食品）、米粉、切碎的粉丝等。

面条可以用粉丝、米粉、河粉等代替

即使孩子不能吃含有小麦的面类，也有很多可替代食材，比如豆类、根茎类的淀粉制成的粉丝、大米制成的米粉与河粉等。运用这些食材，可以制作出美味的中式菜肴。把魔芋切细也可以代替面条哦。

制作点心可以使用米粉与糯米粉

如果想给孩子做点心，可以考虑大米类的点心或糯米粉做的年糕。另外，点心专用的米粉和木薯淀粉也可用于制作西式点心。

制作油炸点心则可以使用米粉或土豆淀粉等。

一起了解食物过敏 ——小麦

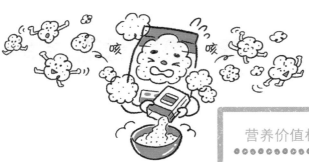

Q 做饭时有什么需要注意的吗？

A 在厨房使用面粉时，粉末可能会飞散到其他地方，混入别的菜品中，需要多加注意。

营养价值相同的食物	
6片装切片面包 1片（能量约160kcal）	
米饭	100g左右
西式米面	40~50g
米粉	40g左右

食物过敏 ④

花生

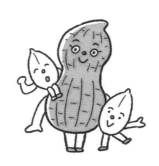

对树坚果过敏的人无需忌讳花生

　　花生虽然也是一种坚果，但是生长在土壤中，是豆科的草本植物。而坚果过敏通常指对树上生长的"树坚果"过敏，两者的过敏原并不相同，所以如果只对树坚果过敏，就无需忌食花生或是同属于豆科的大豆。

注意这些食材！

不可以吃的东西	含有花生的加工食品
花生、黄油花生、花生酱、花生奶油。 含有上述物质的食品（面包、麦片、含花生的点心）、花生油。	零食点心类、巧克力、咖喱块、市售调料、市售沙拉及三明治、杯面、花生豆腐等。 ※有些加工食品会使用花生或花生油来添加风味，还需多加注意。

注意检查配料表！

含有花生的商品配料表示例

· 需要注意以下字样：

花生、花生酱、花生奶油

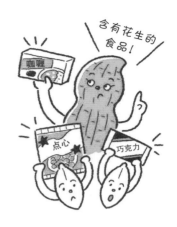

预防方法早学习

这些东西里竟然也有花生？过敏病人一定要注意的配料表！

很多看上去安全的商品里其实也含有花生成分，比如市面上的一些调料、咖喱块、传统点心、巧克力，还有小朋友很喜欢的零食点心里都有可能添加了花生。家长在买给孩子前，务必要先确认一遍配料表。

花生中的致敏原也很特殊，在经过焙烤后致敏性会增强，需要多加注意。

今井医生提醒您！

花生中的营养成分很容易通过其他食物摄取

花生能提供的营养成分（维生素、矿物质、脂肪、蛋白质等）在很多食物中都存在，因此不用着急寻找替代品，确保膳食正常营养均衡即可。

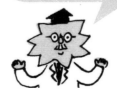

健康饮食关键点！

用黄豆粉制作"花生酱"

小朋友大多都很喜欢甜甜的花生酱。如果孩子对花生过敏，可以试着用黄豆粉来代替。将黄豆粉和砂糖、黄油（人造黄油亦可）混合，即可做出香味十足、甜甜蜜蜜的"花生酱"了。

各种坚果、瓜子也可以代替花生

零食、甜点里需要加入花生时，可以使用腰果、核桃、杏仁等树坚果来代替。瓜子、橄榄干等干果也很合适。

※孩子能否食用树坚果需要经过医生诊断。

使用芝麻油代替花生油

过敏病人不能食用花生油，可以用芝麻油来代替。不过，有些孩子也会对芝麻过敏，使用前还需先向医生确认。

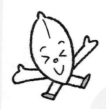

Q 保湿乳液里的花生油会导致过敏吗？

A 护肤品、化妆品里的花生油可能会通过皮肤、眼、鼻等部位被人体吸收，从而引起过敏反应，家长应尽量避免让患儿接触。

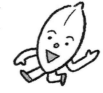

食物过敏 ⑤

荞麦

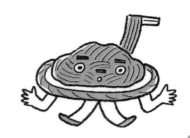

一起了解食物过敏 ——荞麦

了解过敏原

成年后也需要注意的重要过敏原

　　荞麦过敏病人即使只是吸入荞麦粉也会出现过敏症状，且一旦过敏就很容易转为重症。极少量的荞麦就有可能引起过敏性休克，十分危险。

　　不过，荞麦和小麦等其他谷物的过敏关联性很低，因此很多荞麦过敏病人仍然能够食用面条、面包等食物（对小麦过敏的孩子就不能吃这些食物了）。

注意这些食材！

Q 荞麦过敏病人可以用荞麦枕头吗？

A 荞麦过敏病人不能使用荞麦枕头或混有荞麦的枕头。

含有荞麦的加工食品

荞麦茶、荞麦煎饼、荞麦包子、荞麦饼干、荞麦年糕、荞麦炸点心等。

尽量远离有荞麦粉的环境

　　荞麦中的蛋白质易溶入水、耐热性强，家里做荞麦面时，荞麦粉和荞麦面汤很容易混入其他食物中，从而导致过敏。用煮过荞麦的锅做饭、吸入或接触煮荞麦面的蒸汽、在空气中飘浮着荞麦粉末的餐厅吃饭，都是有一定风险的，如果病人对荞麦严重过敏，一定要特别注意远离有荞麦粉末的环境。

　　荞麦的主要营养成分是维生素及矿物质。只要正常摄入蔬菜就能保证这部分营养，所以不用特意去寻找替代品。

冷面也要小心！

　　像冷面这类食物也有可能使用荞麦粉，一定要多加注意。荞麦会在很多意想不到的地方被用到，所以决不能掉以轻心。

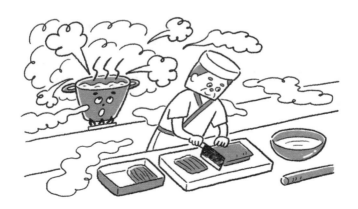

48

食物过敏 ⑥

虾、蟹

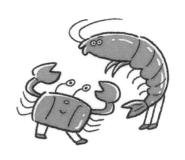

虾、蟹过敏原类似，可视为同种过敏处理

与婴幼儿期相比，虾、蟹过敏在小学阶段更为多发。

造成虾类过敏的主要原因是一种名为"原肌球蛋白"的蛋白质。蟹类中也含有相似的蛋白质，且和虾类一样会引起过敏。所以，在需要忌口的情况下，可以将虾、蟹视为同一种过敏原，两种都要小心。

除了虾、蟹以外，贝类与章鱼、鱿鱼等软体动物也含有相同的蛋白质。有些孩子食用这些海鲜后一样会出现症状。一旦发现孩子出现过敏反应，应及时就医诊断。

调味汁、调味料也要记得检查

虾、蟹类经浓缩处理后，常被用于制作鲜味调味汁、调味料等。像方便面、汤料之类的商品也可能含有虾、蟹成分，但却很容易被忽略，家长在购买前一定要先确认一下配料表。

一起了解食物过敏
——
虾、蟹

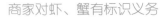

商家对虾、蟹有标识义务

食品厂商对含虾、蟹的食品必须进行标识。家长可以和孩子一起查看配料表，一方面可以确认商品内容，一方面也能让孩子熟悉这些标识和字样。

使用其他海鲜高汤提升鲜味！

使用小鱼、贝类等不属于甲壳类的海鲜熬制高汤，一样能带来与虾、蟹类似的鲜味，让菜肴更美味。

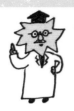

今井医生提醒您！

甲壳类过敏可能伴有"食物依赖性运动诱发性全身过敏反应"！

患儿和家长要对食物依赖性运动诱发性全身过敏反应（→第30、41页）有正确认识，日常也要多加注意。

食物过敏 ⑦

大豆

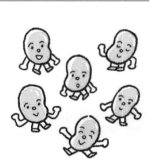

了解过敏原

视情况可以食用味噌和酱油

大豆曾经是和鸡蛋、牛奶并称为三大过敏原的食物，诱发过敏症状的概率也很大。

有些过敏病人无法食用任何大豆制品，不过也有很多病人可以食用味噌、酱油等发酵制品。这些制品中虽然含有大豆，但经过发酵处理后，致敏性会大幅下降。

一些婴儿食品中也会含有大豆。如果孩子出现了过敏症状，就需要暂时禁食这类食品，并及时带孩子就医。

注意这些食材！

含有大豆的加工食品

豆腐、豆乳、纳豆、油豆腐、腐皮、炸豆泡、豆渣、黄豆粉、添加大豆提取物的点心及调料、咖喱块、奶油炖菜块（视商品而定）等。

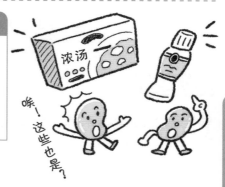

咦—这些也是？

一起了解食物过敏
大豆

预防方法早学习

购买大豆加工品必须先检查配料表！

大豆是很多食品的原料或添加物，购买前一定要仔细检查。

有些食品虽然不含大豆，但含有"卵磷脂"等乳化剂，一样会诱发大豆过敏。如果患儿需要完全忌食大豆，一定要看清配料表，排除掉这类食品。商家对大豆没有标识义务，因此有些食品并不会明确写出含有大豆成分。如果无法自己判断，可以和生产厂家确认后再食用。

Q 大豆过敏病人可以食用其他豆类吗？

A 大豆过敏病人基本都可以食用红豆、菜豆、豌豆等豆类。此外，大豆豆芽属于大豆产物，需要忌食，但绿豆芽不会引起过敏。

使用大米、谷物为原料的调料替代大豆制品

如果对大豆过敏，可以选择大米、杂粮（稗子、粟米、黍米、藜麦、红豆等）为原材料的食品来替代大豆制品。

食物过敏 ⑧

鱼类

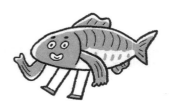

了解过敏原

鱼是重要的营养来源，试着寻找不会过敏的品种吧

对鱼类过敏不代表任何鱼都吃不了。如果为了避免过敏而忌食一切鱼类，很有可能导致人体缺乏鱼类特有的维生素D等各种营养。病人应先就医诊断，通过"口服食物激发试验"找到自己能吃的鱼。

有些不新鲜的鱼类会产生一种叫做"组胺"的物质，人食用后会导致皮肤瘙痒、荨麻疹等类似过敏的症状，但这并不是对食物过敏，而是组胺食物中毒，需要留心区分。

注意这些食材！

Q 鱼类熬煮的高汤会致敏吗？

A 鲣鱼干、小鱼干等食材熬煮的高汤很可能不会致敏，可以在医生的指导下食用。

含有鱼类的加工食品

汤料类：速溶高汤（大量食用会导致过敏）、小鱼干、鲣鱼干。
加工品：竹轮卷、蟹肉棒等。

了解替代食材

充分食用替代品摄取蛋白质与维生素 D

如果对鱼类过敏，可以适当补充肉类、大豆制品，以摄取人体所需的蛋白质。同时，忌食鱼肉容易导致维生素D缺乏，从而使人体难以吸收钙质。病人可食用干香菇、木耳、蛋黄等补充维生素D。婴儿过敏也可选择脱敏奶粉来代替鱼类。

用海带、香菇代替鱼类熬煮高汤

如医嘱建议忌食鱼汤，可以选择香菇、海带、肉类等食材熬煮高汤，以替代鱼类高汤。

部分病人可以食用金枪鱼罐头、鱼糜

有研究认为，鱼糜制成的竹轮卷、蟹肉棒以及金枪鱼罐头等食品的致敏性较普通鱼肉更低。病人可向医生咨询，适当增加可以接触的食品种类。

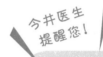
今井医生提醒您！

鱼类寄生虫也会引起过敏反应

部分病例显示，寄生在鱼类体内的异尖线虫也会导致过敏。这类病例主要发生在成年人中。

一起了解食物过敏
鱼类

53

食物过敏 ⑨

蔬菜、水果

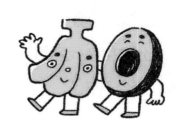

了解过敏原

花粉症病人食用水果蔬菜也可能过敏

应季的水果蔬菜虽然好吃，但有些人吃过之后却会觉得嘴和喉咙发麻、发痒，嘴唇和舌头还会肿起来。这可能是一种与花粉相关的食物过敏症，在医学上被称为"花粉-食物过敏综合征（PFAS）"。

花粉-食物过敏综合征（PFAS）的症状大多较轻，但在极少数情况下也会引起荨麻疹、腹痛、呼吸困难等全身过敏反应，因此也不能掉以轻心。

注意这些食材！

花粉 – 食物过敏综合征	
花粉症	食用后可能出现过敏症状的蔬菜水果
白桦	苹果、西洋梨、樱桃、桃、杏、杏仁、芹菜、胡萝卜、猕猴桃、芒果等
杉树	西红柿
魁蒿	芹菜、胡萝卜、芒果等
禾本科	蜜瓜、西瓜、西红柿、猕猴桃、橙子、花生等
豚草	蜜瓜、西瓜、黄瓜、香蕉等

速发型花粉 – 食物过敏综合征可能随年龄增长而治愈！

造成花粉症的过敏原是花粉中的蛋白质，而这些蛋白质与某些蔬果中的蛋白质类似，都会导致IgE抗体反应过激，引起相似的过敏症状，这就是"花粉-食物过敏综合征（PFAS）"。不过，也不是所有花粉症病人都会出现这种综合征。

胶乳 – 水果综合征
食用后可能出现过敏症状的蔬菜水果
牛油果、栗子、香蕉、猕猴桃等

※花粉–食物过敏综合征（pollen-foodallergy syndrome, PFAS）
※胶乳–水果综合征（latex-fruit syndrome , LFS）

预防方法早学习

花粉症病人食用水果蔬菜也可能过敏

　　家长应该让孩子知道，如果吃蔬菜水果时感觉嘴里不太舒服，一定要立刻停下来。

　　在花粉–食物过敏综合征（PFAS）类的果蔬过敏中，过敏原的致敏性会因加热、加工、消化酶而降低，因此过敏症状在一段时间后基本上都能自然消退。

　　不过，有些果蔬过敏和其他过敏一样，是有可能引发全身过敏反应的。如果发现孩子症状较重，还请及时就医。

留心胶乳 – 水果综合征

　　有些孩子会对橡胶树的树液及乳胶制品过敏（→第136页），且在食用水果后出现交叉过敏反应。这被称为"胶乳–水果综合征（LFS）"。

今井医生提醒您！

了解食物的交叉过敏反应
所谓交叉过敏反应，是指病人本来对某种蛋白质过敏，而一些食物中又恰好含有与过敏原结构相似的蛋白质，导致病人接触原本不致敏的食物后同样出现过敏反应。病人可以向医生咨询，了解自己可能会对什么样的食物交叉过敏。

一起了解食物过敏
——蔬菜、水果

健康饮食关键点！

明确哪些可以吃、
哪些不能吃

　　要明确哪些蔬果
孩子吃了不会过敏，
以便让孩子摄取足量
维生素和食物纤维，
补充营养。

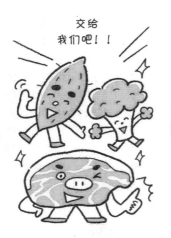

果酱、罐头可以在加
热后食用

　　将引发花粉-食物
过敏综合征（PFAS）
的蔬果加热后再食用，
就不会出现过敏症状
了。比如对苹果过敏的
孩子一样可以吃苹果
派、烤苹果等烹饪后的
水果，对蔬菜过敏的孩
子也可以吃含有蔬菜的
酱汁、调料等。

Q 在外面吃饭的时候应
该怎么点菜呢？

A 首先要清晰、全面地告诉店员
自己对什么忌口，如果遇到会
过敏的食材，可以麻烦店家将
其去掉或换成其他食材。

食物过敏 ⑩

鱼卵

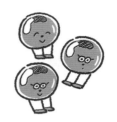

婴幼儿期要注意鲑鱼子过敏

近年来，对鲑鱼子过敏的病例呈现上升趋势。

很多婴幼儿期的孩子第一次吃鲑鱼子后就会出现过敏反应，家长对此要多加注意。

其实对于婴儿来说，鲑鱼子这类生食本身含盐量过高，即使不会导致过敏，也并不推荐给太小的孩子食用。

虽然都是"蛋"，却有大不同！

鱼卵和鸡蛋的过敏原并不相同。如果只对其中一种过敏，另一种就无需忌食。

商家对鱼卵没有标识义务

与鸡蛋不同，商家对鱼卵、爬虫类卵、昆虫卵是没有标识义务的。购买时还要多加注意。不过，鲑鱼子在相关规定中属于"建议标识"的品类。

食物过敏 ⑪

肉类

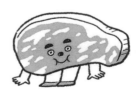

肉类过敏病人也可以食用精粉类调料

极少数情况下，一些人会对牛肉、猪肉、鸡肉等肉类过敏。

研究认为，导致病人对肉类出现过敏症状的物质并不会因为加热处理而降低致敏性，所以加工后的肉类一样需要注意。

不过，在肉类过敏的病人中，有很多是可以食用肉粉、肉精等精粉类调料的。

忌食肉类有可能造成血红素铁缺失

如需忌食一切肉类，就要注意多吃红肉鱼（鲣鱼、金枪鱼、沙丁鱼、秋刀鱼、鲕鱼等）和贝类（花蛤等），以摄取足量的血红素铁。

多吃鱼类和豆制品补充蛋白质

如果不能食用某些特定肉类，可以通过食用鱼肉和豆制品来补充缺失的蛋白质。

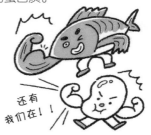

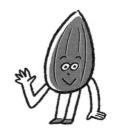

还有我们在！！

食物过敏 ⑫

树坚果类（树木果实）

了解过敏原

不必忌食全部坚果

树坚果有很多种，比如核桃、腰果、杏仁、夏威夷果、椰子等。对某种树坚果过敏并不代表要忌食所有树坚果，因此不必让孩子完全忌食。

值得注意的是，花生是一种豆科植物，和树坚果中的过敏原并不相同（→第44页），对花生过敏的人一样可以食用树坚果。

注意这些食材！

含有树坚果类的加工食品

核桃、腰果、杏仁、夏威夷果、榛子、椰子、开心果等。
※腰果和开心果、核桃和碧根果有很强的交叉过敏反应，需要特别注意。

注意外观难以辨认的粉状食品

很多制作点心的烘焙粉会添加杏仁、椰子等成分，仅凭外观很难辨认其中是否有过敏成分，所以一定要检查过配料表再食用。

一起了解食物过敏
树坚果类、芝麻

食物过敏 ⑬

芝麻

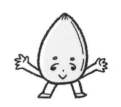

了解过敏原

芝麻中的过敏原与坚果、花生都不同

芝麻中的致敏蛋白质与花生、树坚果都不相同，所以没必要一起忌食。

与芝麻相比，芝麻粉、芝麻酱有更易引起过敏症状的倾向。

芝麻油致敏性较低

很多病人虽然对芝麻过敏，但可以食用芝麻油。不过，在自己没有把握的情况下，还是要根据医生的诊断来进行选择。

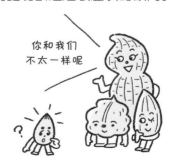

你和我们不太一样呢

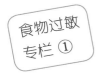
食物过敏
专栏 ①

注意检查28类
主要食物过敏原标识

为了避免误食致敏食物，也为了准确认识安全食品、不过度禁食，家长可以和孩子一起检查加工食品的配料表，了解其中各项配料的意思。

需要检查的对象主要是带有容器、包装的"预包装食品"。在日本，规定这类食品的配料表必须标识7种特定过敏原成分，并推荐标识"基于特定过敏原的"21种成分。

中国《食品安全国家标准 预包装食品标签通则》（GB 7718-2011）规定8类自愿标识的食品过敏原：a）含有麸质的谷物及其制品（如小麦、黑麦、大麦、燕麦、斯佩耳特小麦或它们的杂交品系）；b）甲壳纲类动物及其制品（如虾、龙虾、蟹等）；c）鱼类及其制品；d）蛋类及其制品；e）花生及其制品；f）大豆及其制品；g）乳及乳制品（包括乳糖）；h）坚果及其果仁类制品。

《预包装食品标签通则》（GB7718-2011）问答(修订版)补充说明，8类致敏物质以外的其他致敏物质，生产者也可自行选择是否标示。致敏物质可以选择在配料表中用易识别的配料名称直接标示，如：牛奶、鸡蛋粉、大豆磷脂等；也可以选择在邻近配料表的位置加以提示，如"含有……"等。

非强制性标识的食品成分有时会被省略。如需了解配料详情，可以联系食品生产厂家进行确认。

● 7 种特定过敏原成分（日本为强制性标识）

鸡蛋 也包含各种
食用鸟类（鸭、
鹌鹑等）的蛋。

牛奶 只包含各类
牛奶制品。不含
羊奶制品。

小麦 不包含大
麦、黑麦。

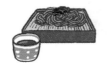

荞麦　　　　　　花生　　　　　　虾　　　　　　蟹

基于特定过敏原的21种成分（日本为自愿性标识，商家可能省略）

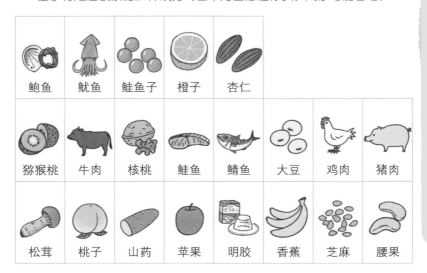

鲍鱼	鱿鱼	鲑鱼子	橙子	杏仁		
猕猴桃	牛肉	核桃	鲑鱼	鲭鱼	大豆	鸡肉	猪肉
松茸	桃子	山药	苹果	明胶	香蕉	芝麻	腰果

注意检查 28 类主要食物
过敏原标识

同义标识与引申标识的区别

　　有些食品虽然名称不同，但购买者能够理解其中含有同一种过敏原。这种情况下，这些类似的名称就可以被认为是"同义标识"。与之类似的还有"引申标识"，即食品中含有某种过敏原，以及与该过敏原为同义标识的食物。

吃点心的时候要
好好检查食品配料表哦！

【 食品配料示例 】
名称：西式点心
配料：糖稀、淀粉糖浆、白砂糖、全蛋、人造黄油、植物油、起酥油、加糖炼乳、乳化剂（含大豆）、干燥蛋清、香料

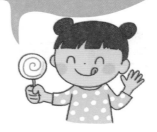

● 标识示例

蛋

同义标识：全蛋、鸡蛋、鸭蛋、鹌鹑蛋
引申标识：烹调鸡蛋、鸡蛋火腿

奶

同义标识：牛奶、黄油、无水黄油、芝士、冰激凌
引申标识：冰牛奶、蒜香黄油、加工芝士、乳糖、乳蛋白、鲜奶、浓缩奶、加糖炼乳、调制奶粉

小麦

同义标识：麦子
引申标识：小麦粉、小麦胚芽

虾

同义标识：虾仁、虾类
引申标识：炸虾、樱虾

蟹

同义标识：螃蟹、蟹类
引申标识：大闸蟹、蟹肉烧卖、深海蟹

花生

同义标识：落花生
引申标识：花生酱、花生奶油

荞麦

同义标识：荞麦米
引申标识：荞麦面、荞麦粉

注意"概括标识"和省略的配料！

对食品配料进行标识时，可以将每项配料中的过敏原全部表示出来，这被称为"详细标识"；与之相对的是有所精简的"概括标识"。除了这两种情况外，有些厂家还会对自愿标识的21种过敏原进行省略。还有些食品会出现不同配料含有同一种过敏原的情况，对于这种食品，厂家可能只会对过敏原进行一次标注，而不会对所有含同种过敏原的配料——进行标识。

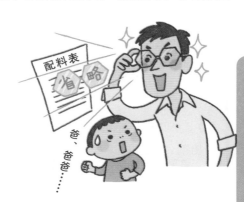

例：土豆沙拉

以土豆沙拉为例，如果商家选择详细标识，那么配料表中就会标识出所有配料；如果是概括标识，则配料表可能会省略，会较难分辨其中是否包含过敏原。

【详细标识示例】

配料名：土豆、胡萝卜、火腿（含鸡蛋、猪肉）、蛋黄酱（含鸡蛋、大豆）、水解蛋白质（含牛肉、鲑鱼、鲭鱼、明胶）、调味料（氨基酸等）

【概括标识示例】

土豆、胡萝卜、火腿、蛋黄酱、水解蛋白质、调味料（氨基酸等）、（部分配料含鸡蛋、猪肉、大豆、牛肉、鲑鱼、鲭鱼、明胶）

例：薯片

同一种过敏原出现在多种配料中，商家可能只会进行一次标识。

【过敏原无省略示例】

> 配料名：马铃薯（国产）、植物油、食用盐、葡萄糖、水解蛋白质（含大豆）、淀粉、酱油粉（含大豆、小麦）、调味油（含大豆、小麦）、调味料（氨基酸等）
>
> 添加剂：香料（大豆、小麦、苹果提取物）、辣椒红色素（大豆提取物）、甜味剂（甜菊糖）

【过敏原省略示例】

> 配料名：马铃薯（国产）、植物油、食用盐、葡萄糖、水解蛋白质（含大豆）、淀粉、酱油粉（含小麦）、调味油、调味料（氨基酸等）
>
> 添加剂：香料（苹果提取物）、甜味剂（甜菊糖）

易混淆的非致敏配料

有些食品和致敏成分无关，但却经常被误认为同类。比如下面这些配料，虽然看上去和一些常见过敏原名称相似，但其实并不会引起过敏，可以放心食用。

鸡蛋→ 蛋壳钙

牛奶→ 乳酸菌、乳酸钙、乳酸钠、乳化剂、椰奶、可可脂等

小麦→ 麦芽糖、麦芽

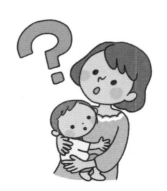

“该生产线还加工以下产品”是什么意思?

有时，我们能在配料表后面看到一行提示：该生产线还加工某某产品。这是一种“注意标识”，表示生产该食品的工厂还在生产其他产品，因此食品中可能混入非本品配料的物质。不过，即使商家如此标识，食品中一般也不会真的混入其他物质，所以不需要太过忌讳。

别忽略“部分配料包含……”和“……提取物”

除了强制性标识的特定过敏原成分，我们还会看到“配料名（含××）”“添加剂名（××提取物）”之类的标识。需要注意的是，虽然看上去不太重要，但这类标识物质的含量可不一定很少。如果存在疑虑，还是先咨询医生比较保险。

会导致过敏的食物成分也有可能出现在药品、肥皂、沐浴乳中

并不只有食物会导致食物过敏，像药品、润肤乳、肥皂、沐浴乳等产品中也可能包含食物致敏成分。如果孩子对其中某种成分过敏，要先咨询医生、药剂师，再去选购药品、商品。

【 含牛奶成分的药品 】

○止泻药（鞣酸蛋白、单那尔宾）

○流感药（拉尼米韦®、扎那米韦®）

除此之外，还需留意含有鸡蛋成分的药品、肥皂、乳液等。

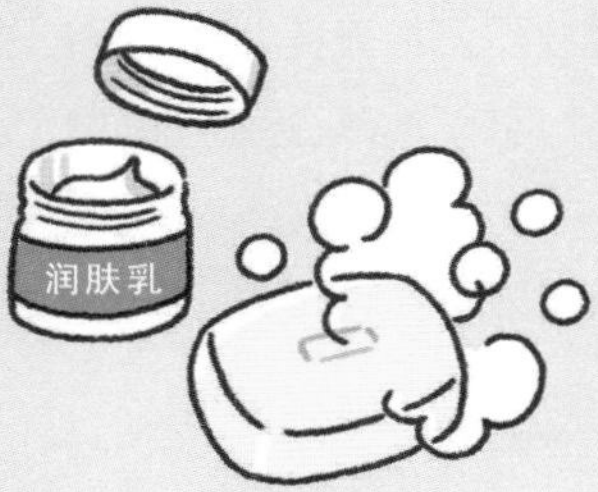

食物过敏
专栏 ②

食物过敏与婴儿辅食

食物过敏多发生在婴幼儿时期。例如患特应性皮炎的婴儿，很可能也会并发食物过敏症。

很多妈妈害怕孩子过敏，所以对辅食的选择尤为小心。这一时期新手妈妈们最容易纠结的就是"辅食是不是晚点给比较好""辅食到底要怎么准备"之类的问题。

婴儿辅食能让孩子接触到各种食物，了解味道，提高咀嚼力，是增强营养摄取能力的重要一步。如果担心孩子过敏，一定要先向医生咨询，遵循专业人士的指导，千万不能自作主张推迟添加辅食的时间。

婴儿 5~6 个月大即可开始添加辅食

即使担心孩子会对食物过敏，也不必因此抗拒添加辅食。毕竟辅食给得再晚也起不到预防过敏的效果。按照正常流程，在孩子出生后5~6个月就可以开始添加辅食了。

辅食，从正确烹调推荐食材开始

在婴儿食物过敏症中，过敏原为鸡蛋、牛奶、小麦的病例高达9成。因此在刚开始添加辅食时，建议选择专家推荐的食材，以焯水、炖煮为主要烹饪手段，突出食物本身的味道。如果发现孩子有类似过敏的症状，一定要尽快前往医疗机构接受诊断。

妈妈在哺乳期需要限制饮食吗？

　　有些家长会担心这样一个问题：如果婴儿对某种食物过敏，而妈妈在哺乳期正好吃了这种食物，会不会间接导致孩子出现过敏症状？其实，这一问题到目前为止并没有医学上的依据。如果妈妈没有食物过敏的症状，大可不必在没有根据的情况下限制自己的饮食。注意均衡饮食，摄取足量营养才是最重要的。

健康饮食关键点！

添加辅食应在孩子身体健康的情况下开始

　　第一次给孩子添加辅食，应选在孩子身体健康、心情愉悦的时候。

使用新鲜食材制作辅食

　　应选择新鲜的食材与正确的烹饪方式为孩子准备辅食。

确保孩子皮肤健康再开始添加辅食

　　如果孩子在哺乳期出现湿疹等症状，需要等治疗结束后再开始添加辅食。如果湿疹长时间不能痊愈，请尽快就医。确保皮肤健康主要是为了在孩子出现过敏症状的时候能更准确地判断病因是否与食物有关。

少量开始，逐渐增加

　　刚开始添加辅食的时候，因为不能确定孩子对什么东西过敏，所以最好不要准备太多，以免引起强烈的过敏反应。此时添加辅食的频率可以在 1 天 1 次（1 餐），量也要少一些，以便观察孩子的状况。如果孩子没有出现过敏反应，隔天就可以继续添加辅食。

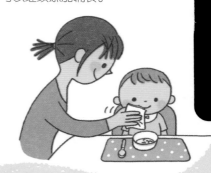

食物过敏
专栏 ③

鸡蛋、牛奶、小麦等食物过敏有望在学龄后逐渐消失

在日本，约有30万人患有食物过敏症，其中大部分是儿童，且首次发病时间多在婴幼儿期。在出现症状后迅速就医的病人中，未满1岁的儿童占3成左右，人数最多，3岁以下的儿童占6成半，8岁以下的儿童占8成左右。

一般认为，消化吸收及免疫系统的功能尚未发育成熟是造成儿童食物过敏最常见的原因之一。

正因如此，随着孩子不断成长，胃酸和各种消化酶开始正常工作，消化吸收及免疫系统功能逐渐完善，对鸡蛋、牛奶、小麦过敏的情况也会慢慢好转。

不过，除鸡蛋、牛奶、小麦之外的其他食物过敏通常不会消失，需要家长和孩子遵循医生指导，坚持治疗。

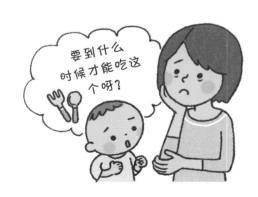

要到什么时候才能吃这个呀？

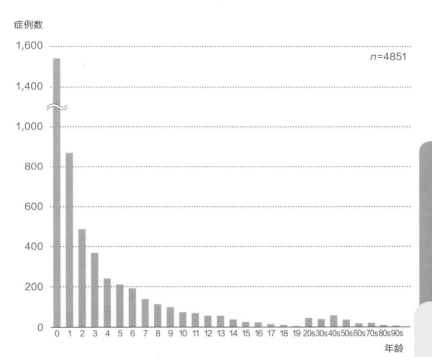

症例数

1,600 ....
                                        n=4851
1,400 .

1,000 .

800

600

400

200

0

0 1 2 3 4 5 6 7 8 9 10 11 12 13 14 15 16 17 18 19 20s 30s 40s 50s 60s 70s 80s 90s

年龄

速发型食物过敏年龄分布图

鸡蛋、牛奶、小麦等食物过敏
有望在学龄后逐渐消失

注：20岁以上每10岁为一档。

数据来源：日本消费者厅《关于食物过敏相关食品标识的
调查研究事项》《速发型食物过敏全国跟踪调查结果报
告》（2017年）

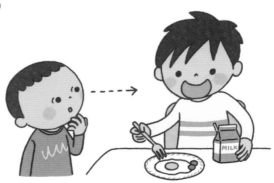

鸡蛋、牛奶、小麦过敏可能会逐渐好转

鸡蛋、牛奶、小麦是导致速发型食物过敏的3大过敏原。在0~3岁儿童的食物过敏中，这3种食物占据了大多数。不过，随着年龄增长、免疫力提升、身体更加强健，很多孩子对这3种食物的过敏反应会自然消失。虽然孩子生病家长肯定非常担心，不过也要保持耐心，以长远的目光守护孩子成长。

遵循专业诊断，逐渐调整忌口分量与品类

孩子吃了某些食物会出现过敏症状，就必须开始忌口。但考虑到整体饮食搭配，忌口食物的分量与品类自然是越少越好。如果家长和孩子习惯了大范围忌口的生活，往往会出现因噎废食的情况，面对一些安全的食物也会有"以防万一还是算了吧"的想法，以至于孩子的QOL降低，对成长造成不好的影响。如果孩子的过敏症状有所好转，家长也要适当逐渐扩大饮食范围，和医生一起推进治疗，帮助孩子恢复健康。

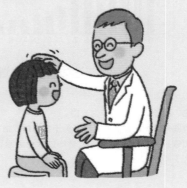

※QOL是"Quality of Life"的缩写，一般指生活质量、生命质量，是一种从社会、心理、生理等方面评价个人状态的概念。

食物过敏
专栏④

与花粉过敏息息相关的
口腔过敏综合征

有些病人在食用特定的水果或蔬菜后，会在数分钟内感到口腔不适，如发痒、发麻、疼痛等。这种症状多与花粉症并发，因此被称为"花粉–食物过敏综合征（PFAS）"。一般认为该症的成因是口腔黏膜对食物过敏所致。加热后的水果蔬菜则不会引起这种症状。

不适感通常出现在口腔及咽喉部，症状一般较轻。应注意，尽管少见，但这种过敏症仍可导致荨麻疹、腹痛、呼吸困难等全身过敏症状。

症状可在花粉症前出现

花粉–食物过敏综合征（PFAS）一般发生在学龄后，多发于本就患有花粉症的病人，但一些孩子也可能在出现花粉过敏的症状前就发作。

加热食用可避免过敏

将蔬果加热后再食用就不会引起过敏症状，因此像果酱、苹果派（烘焙点心）、加热后的果汁等都是可以放心食用的。

症状如何体现？

该症主要表现为口腔、舌头、喉咙、嘴唇等部位有不适感，如发痒、肿大、刺痛等。

症状多发于花粉症病人

一些果蔬中含有与花粉类似的成分，花粉症病人食用了这些果蔬，就会出现食物过敏的症状。比如对白桦、桤木花粉过敏的人，有可能也对苹果、桃子、樱桃等过敏；对杉树花粉过敏的人有可能对西红柿过敏；对魁蒿过敏的人则可能对胡萝卜、芹菜等过敏。在一些罕见病例中，病人在花粉飘散期或身体不适时食用了大量致敏果蔬，也会导致全身过敏反应，需要一定的注意。

食物过敏
专栏 ⑤

不同过敏原引起的交叉抗原性与抗原交叉反应

如果食物中的蛋白质结构与花粉等过敏原相似，两者就都会引起过敏症状。这种情况可以被认为是具有"交叉抗原性"的"抗原交叉反应"。

例如，白桦花粉和苹果之间就具有"交叉抗原性"，两者都能使病人出现过敏症状。

不过，这种过敏反应不是一定会出现的。到底哪些食物是安全的还是需要咨询医生。

胶乳－水果综合征

从橡胶树上采集的树液叫做"乳胶"，是天然橡胶制品（如皮筋、气球、橡胶手套等）的主要原料。研究表明，这类天然橡胶制品和牛油果、香蕉、栗子、猕猴桃等水果存在抗原交叉反应。乳胶广泛存在于皮筋、橡胶手套、拖鞋、气球、奶嘴等各种生活用品中，是婴幼儿吮咬、游玩时能经常接触到的物质。

花粉与水果蔬菜间可能具有交叉抗原性

一般认为，花粉－食物过敏综合征（PFAS）的成因也和不同物质间的交叉抗原性有关。比如白桦花粉与苹果、桃子等蔷薇科水果，或是豚草与蜜瓜、西瓜等葫芦科水果，都有可能出现抗原交叉反应（→第54页）。

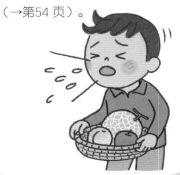

常被误认为食物过敏的病症

有一些病症经常被误认为是食物过敏，比如下列三种疾病，虽然都是食物导致的，但和自身免疫导致的过敏关系不大，所以并非过敏症。当然，无论症状如何，都要及时就医，切忌自行判断。

乳糖不耐症

乳糖不耐症通常表现为母乳、奶粉、牛奶引起的腹泻、消化不良等症状。这是由于病人体内缺乏分解乳糖的酶（乳糖酶），抑或是酶的功能较差所导致的，可能伴随肠炎等消化系统疾病出现。如有类似症状出现，还请及时就医。

组胺中毒

人在吃了不新鲜的鱼后，有可能会出现荨麻疹、发热、呕吐、头痛等类似食物过敏的症状。但这其实是组胺摄取过量造成的。像鲭鱼、金枪鱼、鲣鱼等鱼类都富含组胺，无论病人平时体质如何，一旦吃得太多就会出现组胺中毒的症状。且组胺一旦产生，就不会因加热而减少，因此烹饪后的鱼类也需要注意。

食物中毒

食物可能会被细菌、病毒、寄生虫、自然毒素（植物性、动物性）、有害化学物质等污染，食用了被污染的食物，就可能造成食物中毒，出现与食物过敏类似的症状。其中认知度较高的病原体有O157（肠出血性大肠杆菌）、沙门氏菌、弯曲杆菌、金黄色葡萄球菌、诺如病毒等。食物中毒的主要表现为腹痛、腹泻、呕吐、发热等，不同的病因也会引起不同症状。预防食物中毒不仅要在夏季做好应对措施，而且全年都不能掉以轻心。

通过护肤增强肌肤
屏障功能

食物过敏原不仅能从口入，也能从皮肤侵入人体。如果孩子的皮肤出现湿疹、干燥等情况，就说明皮肤的"屏障功能"比较差，食物过敏原接触到这些地方，也有可能导致过敏。

为了让孩子的屏障功能保持正常，出现湿疹等症状后应尽快治疗。保湿最好在婴儿早期就开始，注意量要涂够，细心护肤。

每天都要做好保湿

每天应为孩子仔细地涂2~3次保湿品，可以在换衣服、刚洗完澡之类的时候进行。范围包括面部、腹部、背部、手脚等，最好全身都能涂到。不要忘了脖子、耳朵、腋下、手腕、膝盖弯、脚腕这些容易忽略的部位。

食物沾在脸上要尽快用湿纸巾擦去

小孩子吃东西时把食物弄到了脸上、手上，正确的处理方式是用湿纸巾轻轻擦去。如果等食物变干后再用纸巾擦拭，会对皮肤造成很大的刺激。如果孩子的唇周本来就比较敏感、容易干燥，可以在用餐前涂上凡士林之类的护肤品来进行保护。

保护皮肤从正确清洁开始

清洁皮肤是护肤的重要环节。一起来学习正确的清洁步骤吧：

①用肥皂打出足量泡沫，轻柔、仔细地用手清洁皮肤，无需戴手套或者使用工具辅助。洗手时不要忘了清洗手指缝。

②将泡沫仔细冲洗干净。肥皂中的成分残留会对皮肤产生刺激，所以一定要认真冲洗，尤其是指缝等皮肤褶皱部位。

③以按压的方式吸干水分，尽量不要摩擦皮肤。清洁完成后一定不要忘了仔细擦干。

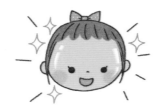

了解食物过敏的基本
诊断顺序

　　想知道孩子到底对哪种食物过敏、有没有忌口的必要，首先要接受一系列的检查，在拿到检查结果后，还需要专业医生的解读才能得出正确的结论。所以，家长还是应该尽量带孩子去找专门诊治儿童过敏的医生就诊，接受专业的诊断。

　　就诊前，家长应提前做好一些准备。比如为了能准确描述孩子的过敏症状，家长应提前记录下来孩子在"什么时候""吃了什么""多久出现了反应"等详细信息。

STEP 1
问诊

　　想要知道孩子对什么食物过敏，问诊是最重要的一步。家长应尽量记录下孩子过敏前半天内吃过、碰过的食物，以便准确地向医生描述。平时也可以制作"食物日记"，记录孩子一日三餐和零食都吃过什么，以备不时之需。

STEP 2
检查：血液检查与皮试

　　确定过敏原需要接受"血液检查"和"皮试"，通过这些检查了解被试者IgE抗体的情况。

　　"皮试"需要在被试者的皮肤上刺出小小的伤口，在伤口上滴一滴高纯度过敏原液，观察是否出现红肿等症状。有时也会出现血液检查、皮试的结果呈阳性，但病人本身并无症状的情况，所以检测结果为阳性的食物也不一定需要禁食。

STEP 3

检查： 食物激发试验

为了最终确定孩子到底能吃什么、不能吃什么，需要进行食物激发试验。被试者会在医生监督下食用疑似致敏的食物，观察是否出现过敏症状。这项试验有一定的风险，可能会引起全身过敏反应等较重的症状，因此一定要前往专业医疗机构慎重进行。

问诊 向医生详细说明过敏发作时的症状

▼

检查 通过检查了解过敏原因

验证 IgE 抗体情况的检查

●血液检查 ●皮试

▼

血液检查

血液检查结果通常在抽血后3~7天可查。

检查结果会显示病人的过敏反应呈阳性或阴性。

皮试

速发型过敏检查法"皮肤点刺试验"

将一滴过敏原液滴在小臂内侧或背部皮肤上，并在皮肤表面刺出很小的伤口，观察是否出现过敏反应。

▼

食物激发试验

食物激发试验可用于确定食物过敏原。

请务必在专业医生的指导下进行该检查。

定期复查很重要

　　确诊食物过敏症后，每年至少要在过敏专科医生处复查一次。必要时还需配合医生接受血液检查检查或进行食物激发试验。

　　确诊后的食物过敏症也可能会发生各种变化。定期复查可以及时发现这些变化，减少不必要的忌食，逐渐扩大孩子能接触的食物范围，这对于过敏症的治疗和孩子的成长都很重要。

食物过敏
专栏 ⑨

孕期限制饮食可以预防孩子出现食物过敏吗？

自作主张是大忌！妊娠中的饮食禁忌

　　妊娠中的准妈妈们经常会有这样的疑问：

　　"如果我吃的东西会变成养分送到孩子体内，那需要不要在孕期忌口，以免孩子出生后患上食物过敏症呢？"

　　实际上，各项临床研究结果都表明，即使妈妈在孕期限制自己的饮食，也不能预防孩子在出生后出现食物过敏的症状。

对于准妈妈来说，保持饮食均衡、充分摄取必要营养是非常重要的。如果自行限制饮食，很可能对妈妈和宝宝的健康都有影响。而且孕期需要操心的事本来就多，忌口、偏食更会让妈妈们徒增压力。如果实在有所顾虑，可以在定期检查时询问医生，根据医嘱准备饮食，切忌自作主张禁食忌口。

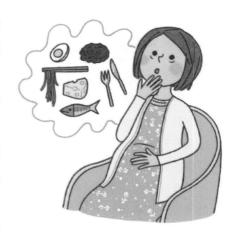

孕期应该怎么吃？

到底怎么样才算"营养均衡的一餐"呢？其实我们平常习惯的饭、菜、汤组合就很合适。具体可以参考左侧的搭配。

- 主食（米饭、面包、面条）
- 主菜（主要的下饭菜，1~2种）
- 配菜（小菜，2种以上）
- 汤品（热汤）

主食可以选择米饭、面包等谷物，主菜则可以是鱼、肉、蛋、豆腐等富含蛋白质的食物，配菜可以选择蔬菜、菇类、海藻类等。

米饭、面包属于碳水化合物，可以为大脑和身体提供充足的能量。蛋白质则能让肌肉与内脏保持健康，是重要的营养来源。蔬菜、蘑菇、海藻中富含食物纤维、维生素、矿物质等对人体有益的

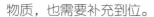

物质，也需要补充到位。

　　此外，脂类也是孕妇必需的，可以和碳水化合物、蛋白质一并摄取。肥肉、黄油、植物油、鱼类、牛油果、坚果类中都含有脂类。适当摄取优质的脂类，不仅能补充能量，还能促进细胞膜生成，保护脏器与神经的健康。

　　如果觉得一日三餐都要准备主食、主菜、配菜、汤品比较困难，可以试试咖喱、意面配沙拉，或是米饭、盖饭配卷心菜、海带汤之类的食谱。为了每天都能获得充足、均衡的营养，多下点功夫还是有必要的。

营养均衡的一餐
三菜一汤配米饭

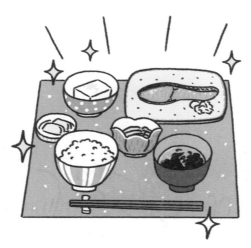

一起了解动物过敏

动物的皮屑、唾液、排泄物都可能是过敏的原因

常见的能够引起过敏的小动物包括猫、狗、豚鼠、兔子、仓鼠、貂、小鸟等具有毛发的动物。此外，出门游玩时接触到的马、羊、牛、猪等大型动物也有导致过敏的可能性。

很多人会觉得导致过敏的元凶是动物的毛发，但其实动物产生的过敏原不仅存在于毛发中，皮屑、唾液、排泄物中都可能含有过敏原。

过敏原是极为微小的物质，会随着动物的毛发、羽毛在空中飞舞，或是漂浮在房间里，亦或是附着在灰尘上散落在家中各处。如果我们吸入了含有过敏原的空气、触摸了带有过敏原的物件，就有可能出现动物过敏的症状。

注意这些动物！

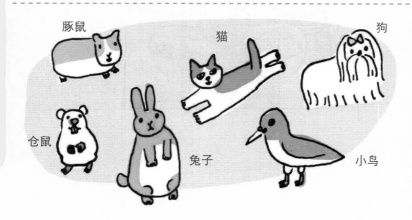

豚鼠　猫　狗　仓鼠　兔子　小鸟

动物过敏都有什么症状呢?

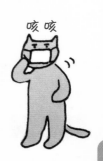

咳 咳

吸入动物过敏原后, 喉咙、鼻子等呼吸系统器官出现过敏症状的可能性较大。比较常见的就是支气管哮喘、过敏性鼻炎、过敏性结膜炎等。

除了呼吸系统症状外, 皮肤接触到过敏原也可能导致湿疹、发红等过敏症状。

可能出现的症状!

● 过敏性鼻炎的症状	打喷嚏、流涕、鼻塞
● 过敏性结膜炎的症状	眼睛发痒、流泪、充血
● 支气管哮喘的症状	喘息、喘鸣、呼吸不畅
● 荨麻疹的症状	皮肤出现小疙瘩、红肿、瘙痒
● 特应性皮炎的症状	慢性反复性湿疹伴瘙痒, 皮肤干燥、出现皮屑等

Q 孩子从小生活在有宠物的环境里就不会对动物过敏了吗?

A 目前为止, 医学上并没有相关研究能证明这一点。甚至有些人原本对动物不过敏, 却会在接触几年后突然出现症状, 又或是症状突然改变。所以说没有任何证据证明, 长时间与动物待在一起就能够适应过敏原, 从而不会发生过敏。一旦发现孩子有类似过敏的情况, 无论症状轻重, 都要及时调整孩子与动物的接触方式。

Q 羽毛、羽绒也会导致鸟类过敏吗?

A 少数情况下, 一些人会对鸟类过敏, 患上"鸟类过敏性肺炎"。剥制的鸟羽、羽毛被、羽绒服等也有可能造成这类病人出现过敏症状。如果发现孩子有类似症状, 应及时寻求专业过敏医生的诊断和帮助。

一起了解动物过敏

81

动物过敏 ①

猫、狗

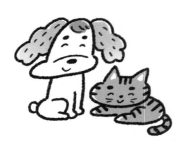

了解过敏原

规避过敏原，注意狗的皮屑、皮脂、体毛与猫的唾液

犬类产生的过敏原多存在于狗的皮脂、皮屑、唾液中。

猫科动物产生的过敏原则多为皮肤上的皮脂腺（分泌油脂滋润皮肤的器官）、肛门腺（肛门旁分泌臭味液体的器官）、唾液腺（分泌唾液的器官）所分泌的分泌物。

猫常常会自己舔手、梳毛，唾液中的过敏原就会通过这些动作附着在毛发和皮屑上，再随着毛发和皮屑掉落在地毯、沙发之类的地方，在主人身边散布开来。

狗则常常会晃动自己的身体来抖毛，这也会让其身上的过敏原四处飞散。

可能出现的症状！

● 过敏性鼻炎

● 支气管哮喘

● 特应性皮炎

★即使致敏原因相同，症状名称也会根据出现症状的部位（皮肤、黏膜、支气管等）而改变。

82

Q 毛发较多、较长的狗会
更容易导致过敏吗？

A 狗的毛发状态和过敏原的多少并
无关系，无论毛发长短，狗身上
都会携带过敏原。我们可能会看
到一些说法认为某些犬种致敏性
较低，但这在科学上其实是没有
任何证明的。

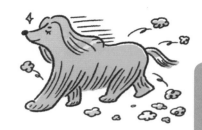

一起了解动物过敏
——
猫、狗

预防方法早学习

树立打扫和饲养的规矩，抑制过敏原的扩散

　　无论是对狗过敏还是对猫过敏，家养宠物都应做好基本的预
防措施，以防过敏原在室内各处扩散。

　　首先可以定好规矩，禁止猫狗进入卧室；其次要勤快仔细地
打扫容易积灰的地方，比如房间角落、窗帘、家具等，为减少过
敏原付出努力。

　　出门时，不要看到可爱的小猫小狗就忍不住上手去摸。家里
的猫如果可以自由进出屋内外，也要记得在它回来后洗澡清洁。
散养的猫不仅会携带过敏原，还会将灰尘污物一并带入室内，所
以在卫生方面一定要多加注意。

室内饲养要做到的基础预防

每次摸完猫、狗都要洗手洗脸！

每次摸完猫、狗之后，都应该认真地洗手洗脸。如果身上穿的衣服粘上了毛，可以用胶带之类的工具清理干净后再洗一遍。猫咪最喜欢被触摸的头部、下巴正是过敏原最多的地方，一定要特别注意！

每天刷毛避免掉毛造成的过敏

猫、狗身上脱落的毛发会在不知不觉间掉到屋里、沾在床上。想要预防掉毛造成的过敏，就要在毛发掉落前用梳子及时清理，以免毛发附着在床和衣服上。推荐每天都为宠物刷一遍毛，看到落在房间里的毛发要仔细清理干净，也别忘了认真打扫床铺。

适度使用沐浴露为宠物清洁皮肤毛发

用沐浴露给猫、狗洗澡可以有效减少附着在毛发上的皮屑等过敏原，但无论猫还是狗，都要注意洗澡不能太过频繁，否则很可能导致宠物患上皮肤炎。而且很多猫不喜欢被水淋湿的感觉，洗澡的时候也要注意它们的情绪，不要使它们过于紧张。

Q 家里养了小型犬，平时并没有什么明显的过敏症状，但是一去宠物商店就会不停打喷嚏，眼睛周围也会起湿疹。这和体质有什么关系吗？

A 宠物商店里有许多动物停留经过，空气中飘浮的过敏原含量也更高。而且宠物商店很难像自家那样清洁得非常到位，因此引起过敏反应的可能性就更大。如果出现与上述问题类似的情况，还应尽量避免进入宠物商店。类似的小动物互动区也不推荐靠近。

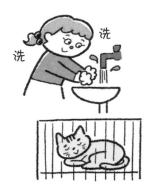

动物过敏 ②

兔子、仓鼠

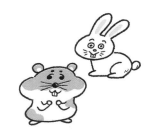

了解过敏原

小小的身体却能引起严重的症状

　　安静、可爱的小兔子是很容易照顾的一种宠物，许多小朋友都对养兔子很感兴趣。不过，孩子在抚摸、怀抱兔子的时候，很有可能也会吸入兔子身上的过敏原。

　　仓鼠和兔子、老鼠同属于啮齿类，也是一种很可爱的小动物。而且仓鼠饲养简单，是很多人第一次养宠物时的选择。但仓鼠有着锋利的牙齿，对仓鼠过敏的人被咬后有可能出现全身过敏反应，是很危险的事。

　　这两种动物的体毛、唾液、皮屑、尿液等都可致敏。由此导致的过敏症状与猫、狗过敏类似，从较轻的打喷嚏、流鼻涕到支气管哮喘都有可能出现。如果本来就患有花粉症、特应性皮炎、食物过敏等病症，就更要注意自己会不会对动物过敏。

可能出现的症状！

- 打喷嚏　● 流涕
- 眼睛发痒　● 眼周红肿

过敏性鼻炎、过敏性结膜炎类似症状

- 荨麻疹　● 支气管哮喘

可能会导致较为严重的病症

Q 小动物的轻咬会引发过敏症状吗？

A 对于兔子、仓鼠过敏的病人来说，被这类小动物轻咬一下也是有可能导致过敏的。需要注意的不是咬的轻重，而是被咬时可能接触到的过敏原，如唾液、皮屑、尿液、毛发等。即使只是被轻轻地咬了一下，皮肤也可能受到损伤，导致过敏原从伤口进入体内，引起过敏症状。

预防方法早学习

小心不要被咬，勤做清洁通风

想要避免出现过敏症状，除了尽量远离过敏原外，最重要的还是注意不要被咬。兔子、仓鼠这类小动物在兴奋时很容易咬人，所以孩子和它们玩耍时家长也要多加留意。

兔子的指甲长得很快，致敏的毛发、皮屑等很容易残留在指甲里，所以要及时、仔细地修剪指甲。

如果刚开始饲养兔子、仓鼠就出现了打喷嚏、流鼻涕、入睡后呼吸不畅之类的问题，可以使用空气净化器尽量减少房间中的过敏原含量。总而言之，日常的打扫清洁、通风换气是必不可少的。

咬你哦！

请注意这些事！

要特别注意避免被咬伤

在一些病例中，仓鼠过敏病人被仓鼠咬到后会出现全身过敏反应，症状较为严重。仓鼠突然被吓到或是长时间处于紧张状态都有可能会咬人，接触时一定要小心谨慎。

选择带盖饲养笼，防止毛屑飞舞

如果要饲养仓鼠，推荐选择四面封闭、上方带盖的鱼缸型饲养笼，这可以有效减少过敏原的漂浮与飞散。空隙较大的盖子部分则可以用空调滤网盖住。

正确处理兔子掉毛

兔子的毛又细又轻，而且换毛的频率很快，也会带出很多皮屑。最好直接在垫料上给兔子梳毛，这样之后就可以连垫料一起丢弃了。为了不遗漏掉细碎的毛发，梳毛后要仔细地洗手。换毛季节更要特别注意清洁！

Q 检查显示动物过敏反应并不严重，但一接近兔笼就会打喷嚏、流鼻涕，这是怎么回事呢？

A 或许导致过敏的元凶并不是兔子，而是喂兔子用的牧草，比如提摩西草等。对这类禾本科牧草过敏的人可能出现和兔子过敏相同的症状。出现这种情况，可以试着换些别的饲料，如果症状有所好转，可以考虑病人对禾本科植物过敏。

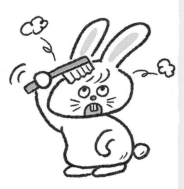

一起了解动物过敏——兔子、仓鼠

动物过敏人士正确饲养宠物的方法

动物过敏人士正确饲养宠物的方法

是否对宠物过敏是因人而异的，比如有些人养宠物前没有做过敏检查，之后才知道自己对动物过敏，有些人养了好几年宠物都没事，却突然出现了过敏症状等。如果想养宠物，又拿不准自己会不会过敏，最好的办法就是前往医疗机构接受诊断，听取专业医生的建议。

养宠物前先想好

将宠物空间与生活空间分隔开

不接触、不靠近致敏动物，并不一定就能代表绝对的安全。宠物在室内走动时，身体上的皮屑会掉落下来随着空气一起漂浮，体毛和唾液也会蹭到家具上，这些过敏原就这样散布到了房间里的各个角落。

有婴幼儿的家庭对于养宠物这件事要特别注意。如果决定饲养宠物，一定要购买笼子，规划好宠物可以活动的空间，并将其与家人的生活空间分割开来。

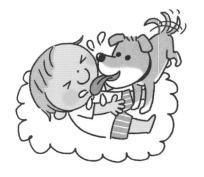

要认真管教自家的宠物

动物不会自己控制情绪，一旦兴奋起来就可能突然抱住家里的小孩抓咬、乱舔。想要避免这种情况发生，就要在平常做好宠物训练，认真管教家中的宠物，和它们建立良好的沟通关系。

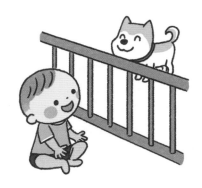

养宠物时要注意

 地板比地毯更适合宠物活动空间

动物过敏原很容易附着在地毯之类的纤维织物上，所以宠物居住、活动的空间里最好选择铺木地板而非地毯。除此之外，椅子、沙发的坐垫也应尽量选择塑料、皮革等材质，而不是容易积灰的布艺品。

 戴好手套、口罩再打扫宠物空间

打扫宠物笼、宠物厕所之类的地方，可以戴上手套、口罩、围裙，以避免直接接触、吸入过敏原。打扫时也要注意尽量别让过敏原附着在皮肤和衣服上。由于清洁工作每日都要进行，所以推荐使用一次性的手套和口罩。

动物过敏人士正确饲养宠物的方法

使用吸尘器前先擦拭一遍

很多饲养宠物的家庭会频繁地使用吸尘器打扫。不过，打开吸尘器时，里面的排气系统会将灰尘扬到空气中。所以在打扫走廊角落这类容易积灰的地方时，建议先用抹布擦拭一遍，以减少空气中的灰尘。使用抹布时应尽量顺着一个方向擦拭，来回拖动反而会将带有过敏原的灰尘擦得到处都是。

 及时清理动物厕所，笼子周围也要注意

宠物的尿液、粪便中也含有过敏原，所以宠物厕所里的猫砂、垫料也需要每天更换、清洁。此外，宠物吃剩的食物残渣、脱落的毛发都会留在宠物笼里，需要定期清理。如果饲养的是仓鼠之类的小动物，那么不仅要清理笼子内部，笼子周围也要用吸尘器仔细打扫。

 勤换床上用品

如果宠物毛发附着在床上，人在睡觉时就会吸入其中的过敏原，导致出现过敏症状。如果家中有人对动物过敏，就有必要采取一定的措施，比如床单、枕套这些每天都会接触到人体的床上用品应勤洗勤换，平时也尽量不要让宠物进入动物过敏病人的卧室。

 容易附着过敏原的衣服首饰也要注意清理

过敏原和灰尘很容易藏匿在毛衣、针织衫的纤维中，接触宠物时应尽量避免穿着这类服饰。皮草、帽子、包包这类不太好洗的物品则可以用刷子将灰尘拂去，或是用干布擦拭表面。小朋友接触动物的时候也可以穿戴围裙和手套。

一起了解花粉、螨虫、房屋灰尘过敏

花粉过敏、螨虫过敏、房屋灰尘过敏的必备知识

虽然花粉、螨虫和灰尘的体积都很小，甚至小到我们肉眼看不到的程度，却是引发我们体内过敏的重要原因。近年来，花粉症的蔓延尤为严重，花粉症的病人在逐年增多，花粉飞散的信息也都在全国新闻中报道。花粉症的患病年龄层很广，从幼到老遍布各个年龄层。

造成花粉症的主要原因不仅是杉树花粉。在日本，有大约50种以上的植物的花粉都是花粉症的诱因，它们都会造成和杉树花粉一样的症状。花粉飞散的种类和多少因时间和地域而异，关于花粉飞散的信息可以从环境省或各个地区医生协会的网站主页上查到。

此外，被大众熟知的还有螨虫过敏和房屋灰尘过敏。

尘埃，纤维碎屑等较小的垃圾中会存在着螨虫的尸体和排泄物，还会有动物的皮屑等过敏原飘浮在空气中，一旦被人体吸入就有可能引发过敏。

螨虫和房屋灰尘的产生并不是季节性的，所以过敏的症状也是一年四季都会发生。除了有跟花粉症类似的症状外，还有支气管哮喘发作的可能性。

Q 花粉症与过敏性鼻炎有什么不同吗?

A 花粉症是过敏性鼻炎的一种原因。花粉症是由于含有某些过敏原的植物的花粉导致的,由于只在一年中的某些时期会有,所以也可以说一种季节性的过敏性鼻炎。此外,一年四季都会出现症状的房屋灰尘过敏,就是常年性过敏性鼻炎。

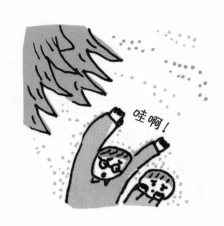

哇啊!

花粉与螨虫、房屋灰尘过敏的主要症状

【鼻子的症状】
- 一直不停打喷嚏
- 透明且黏稠度很低如水状的鼻涕
- 鼻塞

【眼睛的症状】
- 眼睛发痒
- 眼周发红

【咽喉的症状】
- 咳嗽
- 呼吸时发出"哧哧"的哮鸣音

【皮肤的症状】
- 红斑
- 皮肤起疹
- 皮肤瘙痒

【全身的症状】
- 低烧
- 浑身无力(倦怠感)

※如果是感冒的话,一般症状会在1~2周间减轻,但是由于花粉症和房屋灰尘过敏引发的症状则会长久持续。

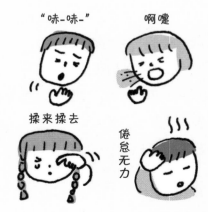

"哧-哧-"　　啊嚏

揉来揉去　　倦怠无力

怀疑得了花粉症、螨虫和房屋灰尘过敏怎么办

首先观察症状和身体的状态

如果已经表现出了症状，那么一定要注意观察孩子的身体状态。特别是幼儿阶段，身体可能会显现出各式各样的症状，所以一定要向医生准确地说明孩子最严重的症状出现在哪里，是什么样的状态。根据这些信息，医生开出的药物处方和采取的治疗方法也会有所变化。

请医生进行诊断

过敏性鼻炎的症状一直持续恶化的话，会给人们的日常生活带来不便，也给人造成精神压力，而有压力的状态又会使得过敏症状更加严重，陷入了恶性循环。所以一旦出现了症状，还是要马上去耳鼻喉科、内科或儿科挂号就诊。

婴幼儿时期的过敏症状，除了花粉和灰尘过敏，还有其他过敏的可能性，所以千万不要依赖自己的判断，而是要马上去医院就诊为佳。

要严格遵医嘱服药

为了不使过敏症状更加恶化，请一定严格遵医嘱服药。各种药都各服多少，或涂多少，开药时都会详细说明。应在确认了使用量与服用时间的前提下，正确地用药。

一起了解花粉、螨虫、房屋灰尘过敏

花粉与螨虫、房屋灰尘过敏 ①

杉树、扁柏

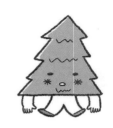

了解过敏原

近年来，因杉树和扁柏引发的花粉症呈低龄化趋势，总体病人数也在增多

纵观日本全国的花粉症病人的发病原因，由杉树花粉和扁柏花粉引发的人数最多。杉树和扁柏会在每年的2月～5月生成花粉并飞散开来，这个阶段也是花粉症症状出现的时期。

花粉症的主要症状有：打喷嚏、流鼻涕、鼻塞，偶尔还伴随有低烧等。和感冒的症状极为相似，因此出现症状的初期阶段，会被很多人误认为是感冒。

直到几年前为止，花粉过敏在小学生时期之后发病的比较多，但是最近几年，学龄前儿童就患有花粉过敏的也并不少见了。特别是杉树的花粉，因为每年杉树飘散的花粉量都在增多，所以儿童的花粉症病人也随之逐年增加。

可能出现的症状！

- 打喷嚏、流鼻涕、鼻塞
- 眼睛发痒、流眼泪、眼睛充血
- 红斑（如眼周、面部、手腕等部位）
- 头痛、低烧、倦怠、无法集中注意力

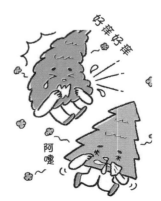

预防方法早学习

重点保护眼部和鼻腔，尽量防止花粉进入房间内

　　预防花粉症的基本方法是，尽可能地不要让眼、鼻、喉以及皮肤接触到花粉。

　　每年的春季至初夏，是花粉大量生成的时节，这段时间也是过敏症状较为严重的时期。在这段时间，应减少非必要的外出，也要尽量远离杉树和扁柏生长茂密的山间或公园。

　　每次从外面回家时，要尽量在门外抖落身上沾到的花粉。进门口马上洗手、漱口的同时，也可以清洁一下面部和眼睛、鼻腔。每天都要打扫房间，洗好的衣物尽量避免在户外晾晒。

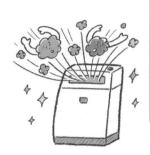

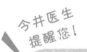
今井医生提醒您！

做到这7条，防止花粉进家门
1 花粉大量飞散的日子不出门
2 花粉大量飞散的日子关好门窗
3 外出时戴上护目镜和口罩
4 避免穿着容易附着上花粉的衣物
5 回家时尽量掸掉头发和衣服上的花粉
6 回家后马上洗手、漱口
7 时常打扫，将进入房间内的花粉清除
做到以上几条，可以有效对抗花粉过敏。

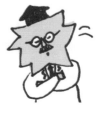

一起了解花粉、螨虫、房屋灰尘过敏——杉树、扁柏

这些措施可以缓解症状

用冷毛巾冰敷可以缓解眼部发痒

如果眼部发痒得不到缓解，一直用手去揉眼睛的话，反而会加重症状。在眼痒的时候也尽量不要用手去碰，可以用浸湿的毛巾敷在眼皮上，起到缓解瘙痒的效果。

用湿巾或凡士林来为鼻腔保湿，保护鼻黏膜

花粉症会让人一直流鼻涕，不停擤鼻涕的话，鼻子外侧的皮肤会发红变粗糙，还会令鼻黏膜浮肿。可以选择用白色凡士林霜来保湿鼻子周围的皮肤，同时换成用湿纸巾擤鼻涕为佳。如果鼻黏膜出现了炎症，要戴上口罩防护一下。

可以用热敷的办法让鼻涕流出来，从而缓解鼻塞症状

婴幼儿鼻塞的时候会呼吸困难，乃至无法入睡。这样的时候，家长可以采取热敷鼻子的方式来使鼻涕流出来，疏通鼻腔。比如洗个热水澡，或者是用热毛巾（不要太烫）热敷，都可以缓解鼻塞症状。

舌下免疫疗法（过敏原免疫疗法）是什么？

舌下免疫疗法是指将从杉树花粉中提取出来的过敏原循序渐进地导入体内，让身体吸收并适应，从而达到脱敏的一种治疗方法。这种疗法没有痛苦，病人自己在家也可以进行。迄今为止这种方法治疗中，已经达成了不错的效果，7~8成的病人症状得到了减轻，2~3成的病人已无需服用花粉过敏的药物。虽然未满12岁的儿童原则上也可以选择舌下免疫疗法，但是必须严格遵守用药规范，所以请务必咨询专业医生之后再选择是否采取此疗法。

花粉与螨虫、房屋灰尘过敏 ②

白桦、赤杨

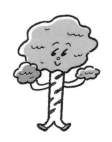

`了解过敏原`

白桦花粉症的病人有可能也患有花粉－食物过敏综合征，要引起注意。

桦木科的白桦树的花粉飞散时期是每年的4月中旬～6月上旬。而赤杨树花粉的飞散时期在很多地区都和杉树、扁柏的飞散时期一样，所以最好事先确认。

特别是在北海道地区，比起杉树花粉症，桦树花粉症更为流行、发病者更多。

对桦木科的赤杨树、白桦树、大叶夜叉五倍子（旅顺桤木）等植物的花粉过敏的人，有可能是花粉－食物过敏综合征，最好也要事先了解自己对何种蔬菜、水果过敏。

可能出现的症状！

- 流鼻涕、打喷嚏
- 眼睛瘙痒

★花粉－食物过敏综合征病人食用生的蔬菜、水果后，可能会出现口腔内部发痒、肿胀等症状。

了解预防措施

出去旅游之前最好调查一下当地是否有桦木科植被

很多人对白桦树很熟悉，但赤杨树大家一般比较陌生。事实上，赤杨树在日本的从南到北的山野间都广泛地分布着。

当我们去野生桦木科植被茂密的地方游玩时，有可能突然出现过敏症状。所以，对白桦树、赤杨树或旅顺桤木等花粉过敏的人，在出去旅游之前也最好确认一下当地的植物信息为佳。

Q 花粉-食物过敏综合征的人群较容易过敏的蔬菜和水果是什么？

A 较易引发过敏的有苹果、猕猴桃、桃子、樱桃、蜜瓜、西瓜等，豆浆等大豆制品也包含在内。

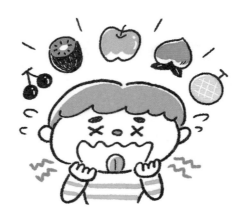

花粉与螨虫、房屋灰尘过敏 ③

禾本科植物

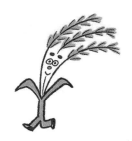

了解过敏原

要注意禾本科植物的花粉飞散时期大约在 5 ～ 7 月，此时杉树花粉的飞散刚刚结束

多数禾本科植物会在5～7月开花。禾本科植物的高度约为1米左右，花粉飞散的距离大概在几十米到一百米的范围内。

有的人会在杉树、扁柏花粉飞散结束后的时期出现花粉症症状，这样的人们有可能就是禾本科植物花粉引发的过敏，请及时去医院让医生诊断。

禾本科中的鸭茅和细麦等，本来是作为牧草进口的农作物，但是近年来常可见到河岸、公园以及道路两边丛生着这些植物。

可能出现的症状！

- 流鼻涕、打喷嚏
- 眼睛瘙痒
- 皮肤瘙痒

★花粉-食物过敏综合征（→第55、71页）病人食用生的蔬菜、水果后，可能会出现口腔内部发痒、肿胀等症状。

预防方法早学习

要尽量避开禾本科植物的丛生场所

简单来说，只要做到不接近禾本科植物的生长场所，就可以很大程度地避免和花粉接触。禾本科植物的开花时期是5月～7月，这个阶段最好戴上口罩和护目镜，在飞散的花粉中保护好自己的眼部和鼻腔。

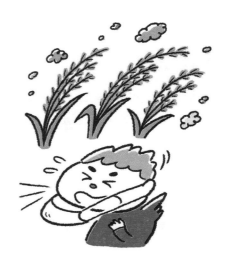

其他不常见的禾本科植物也要引起注意

鸭茅花粉过敏的人会对其他禾本科植物的花粉同样产生过敏反应，比如黄花茅、猫尾草、狗牙根等。因禾本科植物草秆种类的不同，花粉飞散的季节也不同，有的禾本科植物甚至会在秋季飞散花粉，使人过敏，所以禾本科花粉过敏带来的症状是长期性的。

花粉与螨虫、房屋灰尘过敏 ④

菊科植物

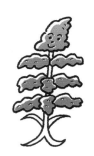

> 了解过敏原

秋季要注意这些花粉过敏

魁蒿（野艾蒿）和豚草是人们熟知的菊科植物，在全国各地都有分布，经常可在河岸、公园、道路两旁看到它们的身影。

菊科植物花粉飞散的时期因地域而异，主要集中在8月～10月飞散，所以菊科花粉症也是秋季花粉症的代名词。

菊科花粉症的症状，与杉树花粉症等无异。但是，菊科植物的花粉不会像杉树那样飞散得那么远，所以菊科花粉症病人只要避开此类植物便可无恙。

> 预防方法早学习

要避开野艾蒿和豚草生长茂盛的场所

简单来说，最有效的预防菊科花粉过敏的方法，就是远离野艾蒿和豚草生长茂盛的场所。虽然孩子避免不了要去河滩之类的地方玩耍，但是秋天也最好不要去，还请家长注意提醒孩子们。

可能出现的症状！

- 流鼻涕、打喷嚏
- 眼睛瘙痒

★花粉-食物过敏综合征（→第55、71页）病人食用生的蔬菜、水果后，可能会出现口腔内部发痒、肿胀等症状。

菊科植物与花粉 - 食物过敏综合征

　　菊科植物花粉症病人也要警惕花粉-食物过敏综合征。

　　现已知会同时引发过敏的蔬菜和水果有：蜜瓜、西瓜、芹菜、番茄等。

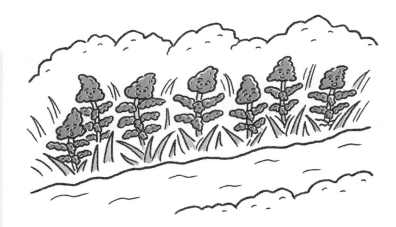

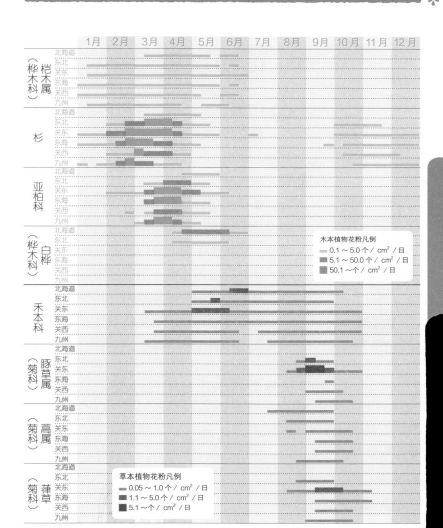

日本花粉飞散日历

注：花粉飞散时期因地域而异，详情请参见各所在地域的行政机构或医疗机构等公示的信息。

数据来源：《鼻过敏治疗指南2020版生命科学》《花粉症主要诱因植物的花粉传播期（2002~2018年花期）》

花粉过敏
专栏

花粉过敏 Q&A

Q 市面上的儿童专用药都有什么样的?

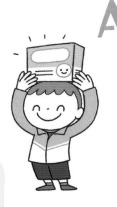

A 儿童不是缩小版的成人,他们不仅仅身材没有发育成熟,身体的代谢机能和排泄机能也没有发育完全。儿童可能会对药物产生强烈的反应,所以给幼儿服用成人药物是非常危险的。请家长不要依靠自己的判断给孩子用成人药,要选购儿童专用的药物。婴儿时期连儿童专用药也要避免服用,必要时要去专业的医院挂号就诊,或是咨询专业的药剂师慎重选择给孩子用药。

按症状分类的小儿专用药种类

鼻炎·过敏性鼻炎

● 药物类型

口服药(糖浆型、颗粒型)

口腔含服药、点鼻药等

● 药物种类

抗组胺药、抗过敏药可缓解鼻塞、流涕、打喷嚏等症状。使用口服药症状得不到缓解时可选用抗组胺、激素类点鼻药。

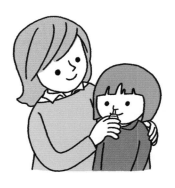

●选择药物时的注意事项

2岁以下儿童避免使用收缩鼻黏膜血管（血管收缩剂）的药物（必要时请咨询专业医生）。

过敏性结膜炎

●药物类型

口服药、滴眼药

●药物种类

可使用抗组胺药、抗过敏药等。症状不缓解时，可同时使用口服药和滴眼药（抗组胺、激素、免疫抑制剂等）。

Q 儿童长期服药会不会给身体造成副作用？

A 在治疗花粉症的口服药中，有一种叫做抗组胺剂，这种药物服用之后会犯困，会使人的注意力和判断力下降。如果孩子服药后出现上课无法集中注意力，发呆等情况的话，请及时和医生或专业药剂师咨询。

给孩子用药时，要充分考虑药物的优缺点和孩子自身的状态，要以医生的指导为基础，选用那些不给孩子身体带来过多负担的药物。

花粉过敏 Q&A

Q 如何安全地给儿童点眼药水?

A 点眼药水时,一般都是把眼药水瓶的尖端对准眼球,在眼药水滴入眼睛的瞬间,人们一般都会下意识地眨眼。儿童一般都不习惯滴眼液,所以家长可以事先慢慢给孩子讲道理,让他们理解点眼药的步骤和必要性。孩子被爸爸妈妈抱紧时是最有安全感的,所以给孩子点眼药水时可以采取让孩子躺在家长腿上的姿势。无论如何都避免不了孩子眨眼的话,可以先把眼睛周围清洁干净,然后将眼药水滴入下眼皮内侧并让孩子马上眨眼,这样药液会比较容易进入眼睛。

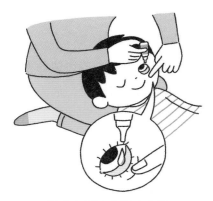

眼药水要滴在眼皮内侧

Q 婴幼儿阶段如患上花粉症应如何应对?

A 近年的花粉症病人中,2岁左右的幼儿也并不少见。如果孩子出现了家长比较担心的症状时,请到专业医生处就诊。由于婴儿太小无法佩戴护目镜和口罩,所以在户外花粉较多的时期还是尽量避免外出,并勤加打扫卫生。在整理洗晾好的衣物时,也要注意随时掸掉上面的花粉,从各个角度预防孩子接触到花粉。

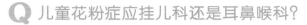

Q 儿童花粉症应挂儿科还是耳鼻喉科？

A 不管是儿科还是耳鼻喉科，医生都会根据孩子的症状开出同样的处方药。如果家附近有专科医院，也可以酌情选择去专科医院就诊。当主要症状是流鼻涕、鼻塞、耳朵和咽喉瘙痒时可以去耳鼻喉科，皮肤瘙痒、起疹、低烧和类感冒症状时，去小儿科或皮肤科做全身的检查比较好。

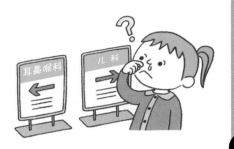

Q 如何判断孩子的花粉症到底是属于轻症还是重症？

A 花粉症症状的轻重的反应，每个人都不一样。医生通常会从以下几个角度问诊：

- 一天大概打多少个喷嚏
- 一天大概擤多少次鼻涕
- 每天鼻塞的情况
- 在多大程度上觉得日常生活受了影响

通过以上问题，医生可判断出病人属于无症状、轻症、中等症状、重症、特重症5个阶段中的哪一阶段。为了能够让医生得出正确的诊断，最好仔细记录下具体的过敏症状。

Q 戴护目镜和口罩可以多大程度上预防花粉症？

A 花粉症主要是因为花粉进入了眼部和鼻腔黏膜引起的一系列症状。带不带护目镜和口罩，进入眼睛和鼻腔的花粉数量还是有很大差别的。虽然普通的眼镜和口罩也可以防护花粉，但是更建议佩戴专门为花粉症设计的护目镜和口罩，可以起到更好的防护效果。

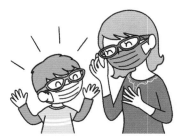

Q 为什么日常健康管理有助于改善花粉症？

A 要想彻底清除地球上的花粉，根治花粉症，对于我们人类来说是极为困难的。那么在一个存在着过敏原的环境中，为了不要让过敏重症化，保持身体健康就尤为重要了。如果身体的抵抗力下降，就更容易出现各种过敏症状。为了保证良好的生活节奏，首先要保持身体的健康。吃好每天的一日三餐，保证充足的睡眠，都有助于提高身体抵抗力。洗澡时尽量用温水慢慢洗，可以保养眼部、鼻腔和口腔的黏膜。

Q 什么时期开始治疗花粉症比较好？

A 一般来说，花粉症的治疗在症状较轻的时候进行为佳。比如去年有了花粉症症状，那么尽量在今年的花粉季节之前去咨询医生展开治疗比较好。这样在花粉季节来临前展开治疗的"花粉症早期疗法"可以一定程度地缓解症状。

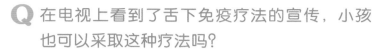

Q 在电视上看到了舌下免疫疗法的宣传，小孩也可以采取这种疗法吗？

A 本书第77页介绍过"舌下免疫疗法"，具体方式是将含有过敏原的治疗药物含于舌下，含一段时间后吞服，让药物被身体吸收。这样循序渐进地使身体适应过敏原，连续治疗3年左右见效，过敏症状可得到缓解。这种治疗方法一般儿童都可以接受，治疗前请和主治医生咨询。

Q 有什么花粉症预防方式是儿童自己也可以做到的？

A 由于婴儿无法自己防护花粉的侵袭，所以还是尽量不要让花粉进入室内，保持婴儿周围有一个清洁的环境很重要。但是年纪稍大些的孩子就可以做到一些自我防护，比如：
- 出门时带好口罩

从外面回家时：
- 换上室内穿的衣服
- 洗手
- 漱口
- 清洗脸部
- 清洗鼻腔

孩子上了小学之后，可以培养他们养成以上习惯，学会自我防护。

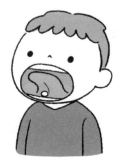

花粉过敏 Q&A

109

花粉与螨虫、房屋灰尘过敏 ⑤

螨虫、房屋灰尘

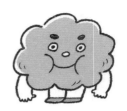

了解过敏原

小心混杂大量过敏原的"粉尘"

人的肉眼很难观察到小于1毫米的灰尘，这些极小的粉状物质被称为"粉尘"。房屋灰尘，指的就是家中空气里漂浮的粉尘。

实际上，房屋灰尘中混杂着许许多多的过敏原，比如螨虫的尸体和排泄物、宠物毛发、花粉、霉菌、细菌等。这些房屋灰尘在空中飘浮，很容易被吸入人体，不仅会导致支气管哮喘等各种过敏症状，还可能使已经出现的过敏症状进一步恶化。所以说，减少房屋灰尘也就能减少环境中的过敏原，从而在一定程度上缓解过敏。

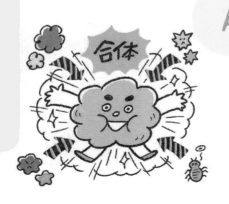

Q 过敏原从何而来？

A 外界环境中有着各种各样的过敏原，比如沙土中的尘埃、花粉、昆虫的尸体和排泄物、烟雾和废气等。这些物质会随风飘进窗户，也会沾在衣服上被带进家里，沙土尘埃还会附着在鞋底上进入室内。总之，外界过敏原进入家庭的方式是非常多的。

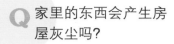

Q 家里的东西会产生房屋灰尘吗?

A 室内产生的房屋灰尘大多是来自于衣服、被子的"棉尘"。特别是棉被、毛衣之类的物品很容易产生纤维碎屑,所以这类房屋灰尘在冬天也会比较多。

可能出现的症状!

- 流鼻涕、打喷嚏
- 眼睛瘙痒

★ 花粉−食物过敏综合征(→第 46、58 页)病人食用生的蔬菜、水果后,可能会出现口腔内部发痒、肿胀等症状。

预防方法早学习

彻底清洁打扫、控制房间湿度,减少螨虫与霉菌

想要抑制房屋灰尘中的过敏原,最重要的有两点,一是要用心打扫房间与过道,二是要控制湿度,保持干爽,以减少家中的螨虫与霉菌。

螨虫喜欢阴暗潮湿的环境,多存在于床上用品中,如果没有及时有效地进行防治,就可以在短时间内大量增殖。螨虫生长的条件大致有以下几条:

○ 室温25~30℃
○ 湿度60%~80%
○ 存在皮屑、污垢、尘埃、食物残渣等螨虫食物的地方

霉菌会在浴室、卫生间等湿度较高、常有积水的地方生长。

其实,螨虫和霉菌这类过敏原是很难从房间中完全清除掉的。但是做好正确的处理措施就可以有效减少这些过敏原。想要营造健康舒适的居住环境,还需我们用心地维护。

一起了解花粉、螨虫、房屋灰尘

过敏——螨虫、房屋灰尘

保持清洁、控制湿度是预防重点

床上用品要及时换洗晾晒

床上用品洗过后要在太阳下自然晒干，正反面都要晒到。干透后还可以用吸尘器仔细地吸一遍。特别是床单、枕套这类用品，最好选择能够水洗的材质，勤换勤洗。购买时，应尽量避开使用羽毛、羊毛、荞麦壳的制品，选择化纤、纯棉类的制品。使用高密度纤维制作的防螨床单、防螨被褥等也是很好的选择。

室内勤通风，螨虫难增殖

螨虫很讨厌干燥的环境，每天数次开窗通风可以有效防治螨虫。至少打开两扇不同位置的窗户，让风有进入和离开的通道，可以更有效率地进行换气。打扫家里时也一定要开着窗户。

将湿度保持在60%以下

保持室内湿度在60%以下，螨虫就不容易繁殖。不过，太过干燥的房间也可能引起咽痛、咳嗽等问题，根据季节调节湿度也是很重要的。

Q 植物编织的席子也会有螨虫吗？

A 凉席、榻榻米这类物品非常容易滋生螨虫，可以使用吸尘器沿着缝隙仔细清理，吸完后再用抹布擦拭一遍。如果不是必须的话，家中最好还是只铺地板，以避免榻榻米或地毯带来的螨虫问题。

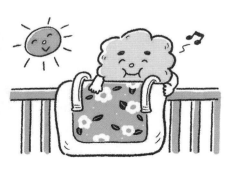

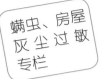

抑制螨虫、霉菌，减轻房屋灰尘危害，守护家庭健康

不管是梅雨季还是夏天，湿度较高的天气都容易导致霉菌在浴室、卫生间内大量滋生。除了霉菌，肉眼看不见的螨虫也会在床上和空气中繁殖。这两种过敏原是导致房屋灰尘过敏的两大元凶，需要我们特别注意。最好能每天打扫家中，尽可能地将其减少、抑制。

明确了家里哪些地方最容易滋生霉菌和螨虫，下一步就是学习有针对性的、彻底的清洁方式并付诸实践。一些平时容易忽视，却又适合螨虫、霉菌生长的区域更不能放过。通过正确、仔细地清洁，出现过敏症状的风险也会大幅度下降。

使用吸尘器除螨的正确操作

● 重点 1

"先擦拭，再吸尘"，防止房屋灰尘飞散。

● 重点 2

1m²吸尘20秒以上能有效减少螨虫及其排泄物。

● 重点 3

榻榻米要沿缝隙清洁，地毯要逆着绒毛方向吸尘。

防止霉菌滋生的正确对策

● 重点 1

常积水、常结露的地方更易滋生霉菌，要重点清洁。

● 重点 2

肥皂渍和水垢都是霉菌的营养源，洗漱后要仔细清理干净。

● 重点 3

衣柜、鞋柜等收纳空间要定期通风换气。

细节之处别忘记！

容易忽略的螨虫滋生处

沙发

布艺沙发可以说是螨虫数量最多的区域之一。置办家具时最好还是选择皮革沙发（合成皮革也可以）而非布艺沙发。打扫时也不要忘了用吸尘器仔细清洁沙发的缝隙。

毛绒玩具

毛绒玩具是很适合螨虫生存的环境。想要抑制螨虫，一是要尽量减少毛绒玩具的数量，二是要记得定期清洗。太旧的毛绒玩具最好能在和孩子商量后丢掉。

收纳好的衣服等

长期收在衣柜里不拿出来的衣服、包包上会积攒包括螨虫在内的许多过敏原。换季拿出这些衣服后，最好能先洗一次再穿。

植物与鱼缸

植物与鱼缸中的水分蒸发会使房间内的湿度上升，如果放置太多就更容易出现螨虫。想要控制湿度，每个房间最多摆放一小盆植物、一个鱼缸就可以了。

容易忽视的霉菌滋生处

鞋柜

脱下来的鞋立刻放进鞋柜里，会导致鞋底和鞋柜的湿度上升，滋生霉菌。鞋子脱下后应该先阴干再放进鞋柜，如果长时间不穿的话，应先清洁干净，涂抹鞋靴专用的养护膏，再收进鞋柜里。

贴墙放置的家具

家具贴墙放置形成的缝隙难以通风，容易滋生霉菌。墙壁和家具背面最好能间隔5cm以上，以帮助空气通过。

厚窗帘

不常拉开的厚窗帘也要注意！较薄的材质更容易保持卫生。

封闭的抽屉

经常封闭的抽屉、衣柜要放置防潮隔板，保持良好通风。

朝北的房间

房间朝北不容易晒到太阳，是家里比较容易滋生霉菌的区域。像墙壁、天花板、灯罩之类的地方都要特别注意，除了日常擦拭清洁，还要记得勤通风，必要时使用除湿器降低房间湿度。

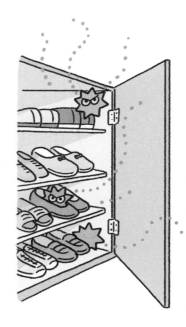

抑制螨虫、霉菌，减轻房屋灰尘危害，守护家庭健康

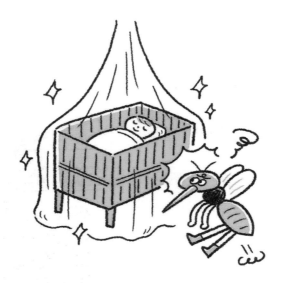

第**3**章

成年后容易引发过敏的
4个过敏原

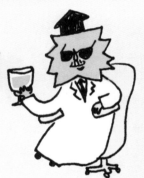

　　也许大家都认为孩童时期才容易过敏，但是事实上，十几岁的青少

年与成年人突然发生过敏的也不在少数。下面，我们从可能引发家庭成

员集体过敏的要因来思考一下这个问题吧。

①药物过敏

一直以来，药物都是用来治疗疾病的。但是为了治病服用的药物，也有可能会引起人们过敏。药物过敏的主要的症状有如下几种：轻微的有皮肤发红、起疹、瘙痒，小概率还会引发致命的过敏性休克。

②霉菌过敏

霉菌也是一种主要的过敏原。霉菌过敏可能引起发烧、咳嗽、有痰、甚至呼吸困难等症状。

症状较轻的情况下，把引发过敏的源头霉菌清除掉，保持房间内有一个清洁卫生的环境，就有可能减轻过敏症状。

③金属过敏

说到金属过敏，大家脑海中的第一反应可能是由于佩戴各种金属饰品而引发的皮肤不适，这是其中的一种原因。除此之外，金属还有可能存在于化妆品、皮革制品、蜡笔、食品中等，这些也有可能是造成金属过敏的过敏原。

④乳胶过敏

需要注意的是，有人会对天然橡胶中含有的蛋白质出现过敏反应，引发乳胶过敏。日常生活中有很多以天然橡胶为材料的产品，平时要多多注意。

⑤昆虫过敏

昆虫过敏主要来自于蜂、蚊子、蛾、蟑螂等。蜂毒和蚊毒过敏通常是因为被蜇到或者叮到。而飞蛾和蟑螂过敏则由于其尸体以及粪便等微粒飘浮在空气中，被人吸入体内后就会导致过敏。

药物过敏必备知识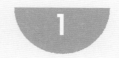

在生活中，如果严格遵守药物的用法用量，却仍然出现了不适症状，应当注意此时大概率就是发生了药物过敏。

比较常见的会引发过敏症状的药物有消炎药、止痛药、抗惊厥药（镇静剂）等。药物副作用与服用者本人的体质与健康状况有关，因此，任何药物都有引发过敏的可能性。

药物服用之后，出现过敏症状的时间也因人而异。

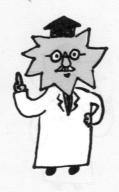

药物过敏常见症状

荨麻疹

- 喘鸣、呼吸困难
- 腹痛、腹泻
- 黏膜（口腔，耳鼻，眼周）发痒
- 头痛
- 全身不适、有生命危险
- 皮肤瘙痒

药物过敏必备知识

药物过敏的应对方法

服药后出现副作用应立刻向医生咨询、就诊

服用药物之后，如果出现疾病以外的新发症状，比如"大面积湿疹""皮肤变红"等，一定要第一时间就诊。

使用处方药时及时记录

向医生说明自己药物过敏的症状时，应注意"什么时间，吃了什么药，出现了什么副作用症状"这些信息非常重要。可以使用药物使用手册来记录自己的用药情况。如果可以，最好连同日常服用的一般感冒药和保健品也一起记录。

你的重要信息

姓名		男/女
出生年月日	年 月 日	年龄 岁

联系方式
　住址：
　电话：
血型（A、AB、B、O型）

过敏史（有/无）

过敏食物	过敏药物

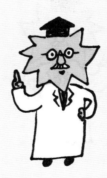

药物过敏 ①

消炎药（抗生素）

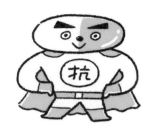

即使是轻微的过敏症状也有转化成重症的危险

消炎药是对抗侵入人体内部细菌的药物，也叫做"抗生素"。

消炎药产生的过敏，多见于皮肤上的症状，但是也有重症化与引发过敏性休克的风险。消炎药对于细菌有着很强的抵抗作用，因此对于病毒原因引发的疾病，医生一般不会开具消炎药处方。但如果感染症状很严重，医生有时也会依据自己的临床经验使用一些消炎药。

记住消炎药的名称和种类

抗生素还细分为盘尼西林类抗生素、头孢类抗生素等。使用抗生素时，要把每种抗生素的名称和种类都记在药物使用手册上，这样在被问到是否存在过敏时，可以详细地向医生说明自己使用药物的情况。

消炎药（抗生素）

消炎药过敏常见症状

皮肤的症状
- 出现荨麻疹和湿疹，皮肤发痒

皮肤之外的症状
- 身体麻痹、发烧、头痛、眩晕、耳鸣、不适感、盗汗、恶寒

Q 过去服用消炎药时，曾有过轻微的过敏症状。但已经过去很久了，是不是意味着现在已经没事了？

A 并不是。不可以觉得过了一段时间没反应就没事了。就算之前的过敏症状不严重，也要告知医生和药剂师自己的过敏史，包括过敏药物名称及其种类，尽量不要让医生使用有可能导致过敏的药物。

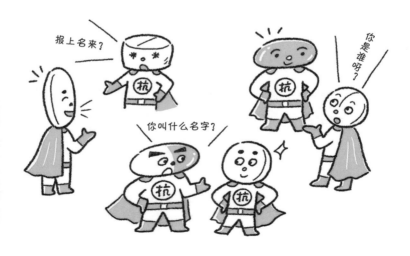

药物过敏 ②

止痛药（非甾体类抗炎药）

小学时期过后导致过敏增加的过敏原

　　止痛药可以缓解包括头痛、牙痛、生理痛等在内的多种疼痛。止痛药有很多种类，其中人们比较常用的是非甾体类抗炎药。

　　所以通常在谈到止痛药过敏的主要症状时，就是指由非甾体类抗炎药引起的症状，如喘鸣等呼吸道症状、皮肤不适等。

　　止痛药过敏引起的皮肤不适症状可在服用止痛药后几分钟至几小时之内发生，伴随着瘙痒，皮肤开始发红，嘴唇、眼皮乃至全脸都出现浮肿症状。止痛药过敏的症状也因止痛药类型的不同而有所差异。

　　止痛药有很多种类，除了常见的口服药之外，还有贴片型和软膏型等。过敏病人应多加注意。

止痛药过敏主要症状

[支气管哮喘的症状]
● 支气管哮喘发作，呼吸困难、咳嗽、流涕、鼻塞等
[皮肤的症状]
● 皮肤肿胀伴随瘙痒，嘴唇乃至全脸浮肿等

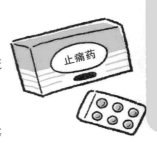

止痛药

药物过敏 ③

抗癫痫药

向医生详细报告自己的过敏史

　　"癫痫"是一种会反复出现痉挛和意识障碍等症状的脑部疾病。抗癫痫药可以缓解癫痫症状，但是也会引发皮肤起疹等过敏症状。多数情况下只要停药，过敏的症状就会缓解，此类病人请及时就医听取专业医生的建议。

服药一周后持续观察

　　抗癫痫药的过敏症状包括皮肤发痒、湿疹等较为轻微的症状，也有危及到生命的严重全身性过敏。

　　抗癫痫药的过敏症状大概在服药后1至2周之间出现，这是发病较早的情况，较晚的也有服药后2至3个月才出现症状的。所以要在服药初期特别注意，留心自己的身体情况。用药期间也要一直保持谨慎，观察身体是否出现了异样。

抗癫痫药过敏有如下症状哟！

- 皮肤起疹
- 皮肤出现类似晒伤样的剥离和糜烂（重症的情况）

安全正确的用药方法

在开处方药以及购买非处方药之后用药时要严格遵守用法及用量

用药时，如果依照自己的判断随意改变用量和使用期限的话，将无法达到应有的药效，甚至会增大发生副作用的风险。所以，为了达到应有的药效，严格遵守用法和用量是很重要的。

所谓药的用法，就是指规定的用药时间（比如早饭后服用）。用量是指，比如"一次一粒，一日三次"这种对药量的规定。此外，也要注意服用药物的禁忌和饮食上的忌口。

放入密闭容器中保存

药丸和药粉都应与干燥剂一起放在密闭容器中保存。不建议把药品本身的包装袋拆开后换另外的包装容器保存，这样可能丧失药效。

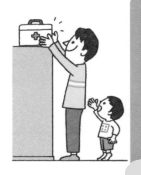

标示"放在阴凉处保存"的药品，放在冰箱保存最佳。标示着"避光保存"的药品，是遇光会发生分解反应的药物，应放在阴暗的地方保存。

使用的药品产生了剩余怎么办

服用家里很早之前剩下的药品是很危险的行为，不能因为觉得"之前开的处方药还有剩余呢"就去吃之前的药，药品也是有"使用期限"的。

在医院或诊所开的处方药，未开封的前提下使用期限是3年到5年。市面上贩卖的药品也各自有自己的使用期限，需要每样都详加确认。此外，口服液（糖浆）和眼药水这类的药品，因为开封后会逐渐变质，所以使用期限是非常短的。

2 霉菌过敏必备知识

　　霉菌会在家庭中的厨房、洗手池以及浴室这类用水场所里繁殖。如果你的浴室的墙壁上已经出现了肉眼可见黑色的霉菌，那么肉眼不可见的霉菌分子也同时在空气中飘浮着。空调和加湿器的滤网也是霉菌喜爱繁殖的场所，这些本来为了呼吸到新鲜的空气而购置的家电，却很有可能让人在不知不觉中吸入很多霉菌。

　　如果霉菌过敏的症状加重转为慢性病的话，就会连呼吸都变得困难，需要很长时间才能缓解症状。经常通风换气，保持房间的清洁是对抗霉菌过敏的重要手段。

抗癫痫药过敏有如下症状哟！

- 发烧
- 咳嗽、呼吸困难、支气管哮喘
- 皮肤起疹、瘙痒、发红、特应性皮炎
- 流鼻涕
- 眼睛发痒

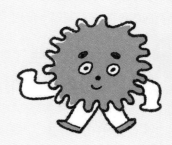

霉菌过敏的应对方法

一年中最需要注意的梅雨季节

霉菌喜欢高温高湿的环境。所以在每年6到9月的梅雨季节更是大量滋生。这个时期，随着霉菌的滋生，霉菌过敏的症状也会越来越严重，因为我们很容易不小心吸入霉菌分子。

清除霉菌是改善过敏的第一步

有一部分霉菌过敏病人，只要远离了引发他们过敏的源头霉菌，症状就会改善。如果再去到一个霉菌较多的环境的话，过敏复发的可能性也很高，所以不能掉以轻心。对于症状比较严重的情况，采取搬家或大扫除等措施也是很有必要的。总而言之，为了改善过敏症状，一定要清除源头霉菌。

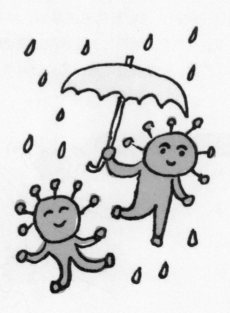

霉菌过敏必备知识

127

霉菌过敏 ①

黑色霉菌

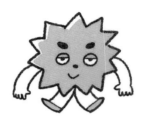

了解过敏原

日常生活中最常见的在潮湿处滋生的家庭霉菌

　　黑色霉菌是以人体的污垢和老化代谢物为营养源而繁殖的霉菌。只要是通风不良或容易结霜的场所都是黑色霉菌会繁殖的地方。特别是浴室的水龙头和浴缸附近，经常能见到黑色霉菌的身影。因为浴室的温度基本常年保持在20～35摄氏度的区间，对于黑色霉菌繁殖来说这是最合适的温度。

　　黑色霉菌是在居家生活中最常见的霉菌，学名叫做"枝孢菌"。黑色霉菌是支气管哮喘等过敏症状的主要诱因，所以在常开空调的夏季、冬季，一定要经常对空调进行消毒，保持其内部的清洁。

过敏常见症状

● 支气管哮喘 等

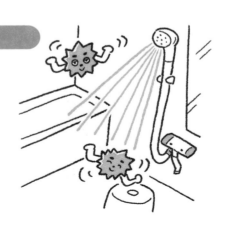

了解预防措施

黑色霉菌害怕高温和酒精

　　黑色霉菌不耐高温，用50度的热水浇在黑色霉菌上就会引发其内部的蛋白质分解，从而杀死黑色霉菌。黑色霉菌在浴室内的成长大约需要一周到十天左右的时间，所以定期用热水浇洗浴室表面（5秒左右即可），保持清洁，可有效防治黑色霉菌。

　　此外，黑色霉菌还很害怕酒精，定期用酒精喷雾消毒也能达到很好的防治效果。

看不见的位置的霉菌可以请专业人士来清除

　　由于可以借助热水和酒精来清除黑色霉菌，所以眼睛可以看到的位置的霉菌我们在日常扫除中就可以清除掉。但是眼睛看不到的位置，比如地板下面、天棚吊顶内侧等，这些地方的除菌自己做比较困难，可以考虑请专门的保洁人员上门进行全屋大扫除。

霉菌过敏必备知识
黑色霉菌

Q 浴室中最容易长霉的地方是哪里呢？

A 最容易繁殖霉菌的地方是像围裙一样围在浴缸外侧的嵌板，还有嵌板内侧与浴缸接连的部分。现在的很多浴缸的外侧嵌板都是可以用手拉下来做清洁的。

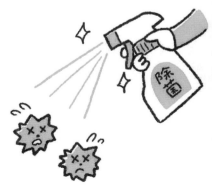

霉菌过敏 ②

青霉菌、红霉菌

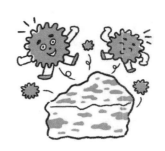

青霉菌是常用于食品加工的无毒霉菌

因发酵奶酪而闻名于世的青霉菌,与我们的日常生活有着密切的联系。

个人住宅里的青霉菌,以漂浮在空气中的形式存在,会在不含有防霉剂的面包、点心以及水果等物品上繁殖。

青霉菌无毒,而且还因为可以从中提取消炎药原料——盘尼西林而被大众熟知。但是,容易繁殖青霉菌的环境也是红霉菌容易滋生的环境,红霉菌有引发食物中毒的风险。

红霉菌中可以滋生有强烈毒性的真菌毒素,放置时间很久的米饭和面包中如果发现生出红霉菌,请直接扔掉,切勿食用。

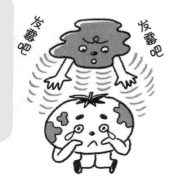

过敏常见症状

● 支气管哮喘

霉菌过敏 ③

链格孢霉菌

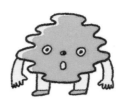

了解过敏原

在高湿环境下繁殖的生命力顽强的霉菌

　　链格孢霉菌在自然界广泛分布着，多数存在于干枯的树叶和草丛中。住家的墙壁和旧书中时有发现，此外也还分布在浴室、厕所、厨房等湿度较大的场所。还有人们都认为很干净的冰箱内部，其实也是链格孢霉菌可以繁殖的地方，就算是冰箱中的蔬菜水果也有可能滋生。

了解预防措施

勤通风换气，祛除潮湿的空气

　　给室内通风换气，应该说是针对各种霉菌过敏都通用的防治措施了。通过换气将室内的湿度降低，保持室内的清洁，是很重要的一环。浴室、洗手池和厨房等潮湿易生霉的地方，最好一天换气若干次。空调的滤网、出风口和机体内部，也要时常打扫，保持清洁。

过敏常见症状

- 支气管哮喘
- 上呼吸道发炎等可能重症化的疾病

Q 链格孢霉菌过敏也可能引发鼻窦炎，症状与感冒症状类似

A 存在于鼻窦内的霉菌会引发过敏性炎症。不要因为链格孢霉菌的普遍存在就轻视它，日常生活中还是要尽可能去清除过敏原。

与活性化霉菌共存的几大要点

所以霉菌到底是个怎样的生物?

霉菌与细菌不同,霉菌耐热也耐寒。不管是冰点以下还是90摄氏度以上的环境,都可以生存。地球上约有7万种霉菌,即便是我们自己的家中也有着如黑色霉菌,青霉菌等多种霉菌的存在。

为什么日本存在着各种各样的霉菌?

对于喜爱潮湿环境的霉菌来说,高温多湿的日本是非常理想的居所。另外,日本的住宅多为密闭性高的建筑,室外的空气很难进入到室内,同时室内的空气也很难流出到室外,这些都是容易发霉的条件。

霉菌也是食品制造、制药方面的得力助手

虽然霉菌有时会成为过敏性疾病的元凶,但也并不是全无益处。在奶酪、纳豆等食物中,以及抗细菌的药物中,都有霉菌的身影。霉菌参与了人们的日常生活中很重要的一部分。

换气、打扫,以及控制湿度水平即可有效对抗室内霉菌

制伏霉菌有三个有效方法,换气,清扫和湿度管控。我们可以每天通风换气若干次,见到霉菌就用酒精消毒液擦干净,并且将室内的湿度一年四季都保持在40%~60%上下,做到这些就可以非常有效地对抗霉菌了。

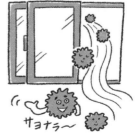

金属过敏必备知识

金属过敏的源头是金属中含有的金属离子。

说到金属过敏，大家直观地反映就是对金属本身直接产生过敏反应。但是，金属过敏的过敏反应是由于对蛋白质有不适反应，而不是直接对金属本身起反应。

金属过敏的机制是，引发过敏的金属溶解析出的金属离子与人们体内的蛋白质结合，使普通蛋白质转变为人体的"过敏原蛋白质"，从而发生一系列的过敏反应。所以，金属过敏反应极易发生在和皮肤直接接触的金属饰品上。

要小心镍、钴、铬这几种金属

镍与钴常被用在饰品中。如果我们佩戴饰品时，身上的皮肤出现小疹子或泛红发痒，可能就是发生了金属过敏。

人们日常使用的护肤品中含有钴，厨具的不锈钢中可能含有铬。此外，我们的眼镜或是胸罩中使用的能够固定形状的形状记忆合金，当中含有镍。这三种金属都和我们日常生活密切相关，假如使用或接触这些金属制品时身体发生了不适，要立刻摘下饰品并远离过敏原。

过敏常见症状

[一部分皮肤症状]

● 皮肤瘙痒、发红、浮肿，或是
患处皮肤有发热、灼痛感。

[全身症状]

● 全身发痒、伴有倦怠感
● 手脚起疹子
● 皮肤上长出的东西不容易好
● 口腔内有刺痛等不正常的感觉
● 身体状况整体下滑

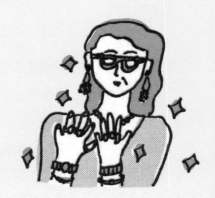

尽量避免佩戴容易引发过敏的金属饰品

对于金属过敏的人群来说最行之有效的预防办法，就是不要
去触碰那些会引起过敏反应的金属。

尽量远离一些会直接接触皮肤的金属制品，比如项链、戒
指、手镯、耳钉、耳环、金属的眼镜框、皮带扣子等。因为让这
些金属制品长时间接触皮肤的话，会容易加重过敏症状。

对于金属过敏的人，在矫正牙齿时用到的金属制品也要加以
注意。可尽量与牙医商量使用不含金属的牙套等。但有些非金属
的辅助医疗用品是不在保险负担范围之内的，最好事先和医生确
认好。

134

要如何预防？

容易出汗的时候要尽量避免佩戴金属饰品

有过敏反应的人，要注意容易出汗的场景和炎热的夏天。炎热的夏季比其他季节出汗更多，金属也更容易离子化，更容易发生过敏症状。无论如何都要佩戴金属饰品的话，那么就要注意佩戴饰品的皮肤周围不要累积太多汗液，要时常清洗。

手表、皮带扣和内衣的金属圈也要注意

像手表的皮带这样的构造，虽然卷在手腕上和皮肤接触的部分是皮革，但是两端如果是用金属扣子扣在一起的话，也有可能成为金属过敏的过敏原。此外，钛金制品现在也被应用在各种场景，但是戴在身上的装饰品和眼镜框还是要小心。白衬衫与贴身内衣也常用金属丝来固定形状，那些形状记忆合金也可能是引发金属过敏的过敏原。

可以将金属制品换成不容易起过敏的金属制

金属中也有一些不容易引起过敏反应的贵金属，比如金、银，还有牙科医疗中常用的钛，珠宝首饰中常用的铂金，白金等，这些都是不容易引发过敏的金属，可以放心使用。

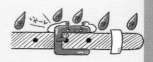

去医院做个"斑贴实验"可以更加安心

对于过敏症状比较在意的人士，推荐去医院接受过敏原检查。在医院的皮肤科、过敏科、儿科都有开设"斑贴实验"这种过敏原测试。斑贴实验是指把含有可能引发过敏的金属液体贴片贴于皮肤上的测试，经历48～72小时之后再来检查皮肤的状态，通过观测皮肤是否出现发红、水泡等症状来判断是否过敏。

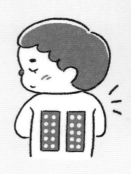

金属过敏必备知识

乳胶过敏必备知识

只要接触到了乳胶蛋白质就会出现过敏症状

对天然橡胶的过敏一般被称为乳胶过敏。这种过敏是因接触到天然橡胶中含有的乳胶蛋白质，从而使接触部分的皮肤出现发红、瘙痒、荨麻疹等炎症。

不光是大人会有乳胶过敏，孩童时代就显露出乳胶过敏症状的也有很多。假如孩子在吹气球的时候皮肤出现红肿、发痒的话，请尽快就医。

此外，栗子、香蕉、牛油果和猕猴桃等水果中也存在着乳胶过敏的交叉反应抗原，有乳胶过敏的人士也要注意这几种水果哦！

乳胶过敏人士请勿使用天然橡胶制品

对乳胶过敏的防治最行之有效的方法是避免使用天然橡胶制品。做饭或洗衣服时戴的橡胶手套，以及文具、运动用品，玩具等制品中都含有橡胶，在使用时请不要忘记检查该制品的说明书。

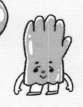

过敏常见症状

- 荨麻疹
- 皮肤瘙痒
- 皮肤红肿
- 皮肤起水泡
- 鼻炎
- 支气管哮喘
- 过敏性休克

要小心这些物品

- 家用橡胶手套
- 橡皮圈
- 气球
- 奶嘴
- 医用橡皮管（导管、插管）

今井医生
提醒您！

接受手术之前也不要
忘了跟医生报告过敏
史噢！
因外伤或疾病必须要
接受手术时，一定要
和主治医师报告自己
乳胶过敏的病史。因
为医疗器具和外科手
套中多数都含有天然
橡胶。

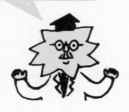

Q 请问乳胶过敏是多见
于皮肤比较脆弱的人
群中吗？

A 从橡胶手套等制品中溶解出来
的乳胶蛋白质会进入到皮肤当
中，这时人体也会生出对抗过
敏反应的抗体。所以如果经常
接触乳胶制品，皮肤的屏障机
能也会因此被削弱，皮肤变得
脆弱，也就更容易引发乳胶过
敏了。

乳胶过敏必备知识

137

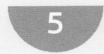

昆虫过敏必备知识

只要接触到了昆虫就会出现过敏症状

昆虫过敏分为两种情况。一种是被蜜蜂或者蚊子刺入皮肤叮咬发生过敏，另一种是因吸入昆虫混入空气中的尸体或者粪便而引发的过敏。

被叮咬的情况下，会引起皮肤症状等多种不良反应，因"虫"而异。吸入呼吸道的情况下，则会引发人体支气管哮喘和过敏性鼻炎。

蟑螂是室内昆虫过敏的代表性昆虫，它们的尸体和粪便会以微小的粒子的形式在空气中浮游，一旦被人体吸入就会产生各种过敏反应。

小孩子会把手伸到大人完全意想不到的地方去，那些角落很可能就有虫子存在，就算不是被咬到也可能摸到。所以从室外回家一定要洗手和漱口，从这些小地方开始培养良好的卫生习惯是很重要的。

昆虫过敏常见症状

- 皮肤瘙痒、浮肿、皮炎
- 支气管哮喘
- 过敏性鼻炎

昆虫过敏是很难彻底根
治的。但是，勤打扫和
喷防虫喷雾可以有效预
防昆虫过敏。

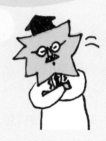

药物过敏的应对方法

要注意出现过敏症状的季节

蟑螂过敏的症状常年都会出
现，主要出现在蟑螂活动频繁的
夏季。但是其他的昆虫过敏症状
则出现在过敏原多的春秋两季。
如果在春秋两季出现流鼻涕、咳
嗽等症状，有可能就是昆虫过敏
的表现，要及时就医。

要针对不同的昆虫分别应对

对于不同的昆虫，预防和应对
的方法也多种多样。对于蜜蜂来说
的话，应对措施就是远离蜂巢，穿
白色的衣服并戴好帽子等。对于蚊
子的话，喷洒防虫喷雾和点蚊香
就是很有效的办法。至于飞蛾和蟑
螂，除了要勤洗衣服勤打扫之外，
还要尽可能把食品都放入密封容器
中保存，不给它们接近的机会。

昆虫过敏必备知识

昆虫过敏 ①

蜂

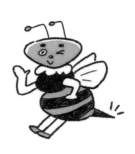

被叮咬后会产生全身过敏反应的高危险性昆虫

蜂类由于其尾部有带毒的刺，无论过敏与否，被蜇到都是很危险的事情。

即便不是蜂类过敏的人，被蜂蜇到的疼痛与瘙痒都会持续数日之久，如果是对蜂毒严重过敏的人则会发生全身过敏反应，严重的还有可能引发过敏性休克。

有蜇人习惯的蜂主要有三个种类，胡蜂、纸蜂（长足蜂）、蜜蜂。

蜂的主要活动环境是山间和树林，所以从事林业和农业工作的人员，包括常去山里休闲和运动的人群，都要充分注意，做好万全准备，避免蜂蜇。

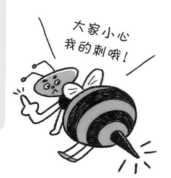

大家小心我的刺哦！

过敏常见症状

- 皮肤炎症
- 呕吐
- 严重者会出现过敏性休克等重症

140

了解预防措施

如果人类太接近，蜂会出于防卫本能而发起进攻

　　蜂之所以会攻击人类，是出于保护自己巢穴的本能。如果发现身旁有蜂接近，请慢慢地远离所处之地。看到蜂巢的时候，既不要搅弄刺激它，也不要接近它。

去野外活动时，可选择身穿白色等明亮颜色的衣服

　　蜂类会被较深的颜色和香甜的气味所吸引。当行走于山间林中，夏季出去消暑游玩时，尽量穿着浅色系明亮颜色的衣服，并注意包裹身上的皮肤不要暴露在外。此外，我们亚洲人的头发普遍是深黑色的，所以也要注意戴上帽子保护。

Q 肾上腺素注射笔要什么时候使用呢？

A 被确诊蜂毒过敏的人士，医生可能会开具"肾上腺素注射笔"处方，请严格遵照医生指示注射该类药物。

昆虫过敏必备知识 ｜ 蜂

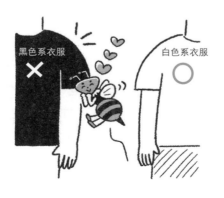

黑色系衣服　✕

白色系衣服　〇

昆虫过敏 ②

蚊子

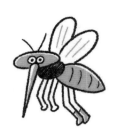

了解过敏原

如果被叮咬之后的皮肤症状长久不愈，有可能是过敏

一般来说，蚊子会被二氧化碳、汗液、体温所吸引。

被蚊子叮咬后会感觉皮肤发痒，用手去挠的话还有可能发肿起包。肿包和瘙痒有的可能持续几小时，反应比较大的人也可能持续10天以上。如果被蚊子叮咬后的瘙痒和浮肿长久不愈，可能是对蚊子分泌的唾液产生了过敏反应。

瘙痒和浮肿症状迟迟不退的原因是过敏反应反复发作。可能患有蚊子过敏的人群要注意在初夏来临前就提早采取预防措施。

了解蚊子过敏的预防措施

防虫喷雾等最好隔几小时就重新喷涂

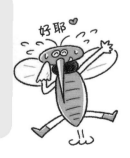

防虫喷雾喷在皮肤和衣物上都有很好的防虫效果。但是身体出的汗会冲淡防虫喷雾，所以需要每隔几小时就重新喷涂一次。

把蚊子拍死之后，蚊子的体液会残留在皮肤上，拍蚊子之后要及时用水冲洗皮肤。

日本以外的蚊子中有一些携带有流行性乙型脑炎或疟疾等疾病的病原体。随着国际交流日渐频繁，这些疾病便借此传入了日本，造成了日本国内的感染。

Q 如何在蚊子盛行的季节保护婴儿的皮肤？

A 主要是不要给蚊子留下其喜爱的活动环境，我们可以通过在婴儿床顶上悬挂蚊帐、使用对人体无害的蚊香、使用空气净化器和抽湿机来改善室内环境，防治蚊虫。如果被蚊子叮到了，可以用温水清洁被叮咬处的皮肤，然后涂上药膏即可。

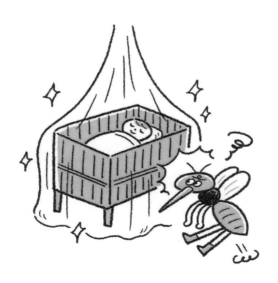

昆虫过敏 ③

蟑螂

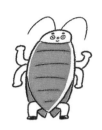

了解过敏原

蟑螂过敏主要来源于蟑螂的尸体和粪便

在日本，大约生活着50多种蟑螂。在这50多种中会侵入人类的生存环境的主要是日本蟑螂、黑蟑螂、美洲蟑螂这几种。

蟑螂过敏的过敏原主要是蟑螂的身体、蟑螂蜕皮之后的壳、它们的粪便等。这些东西会分解成微小的粒子浮游在空气当中，被人体吸入后就会产生过敏症状，如支气管哮喘、过敏性鼻炎等。

总体来说，日本的蟑螂过敏病人总体要少于欧洲和美国，但是，由于蟑螂比较隐蔽，同时还具有极强的繁殖能力，所以无论过敏与否还是建议大家勤加打扫，保持一个清洁的室内环境。

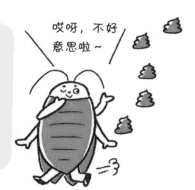

哎呀，不好意思啦～

过敏常见症状

- 支气管哮喘
- 过敏性鼻炎

144

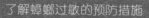

了解蟑螂过敏的预防措施

要营造一个蟑螂不宜居的清洁环境

蟑螂是杂食性昆虫，所以喜欢潮湿，油腻，垃圾较多的地方。蟑螂会在阴暗潮湿（如树根下，纸箱的缝隙中）的地方产卵。营造一个清洁的环境，包括及时清洗家中的死角处，清除水槽附近的污垢，使蟑螂赖以生存的食粮消失，可有效防治蟑螂。

Q 市面上贩卖的杀虫剂要怎么用才能达到最佳效果?

A 为了使杀虫剂达到最佳效果，首先要做到的是清洁好居住环境。市面上贩卖的蟑螂药有很多种类，但是只有把房间清扫干净了，驱虫药才能发挥最好的效果。

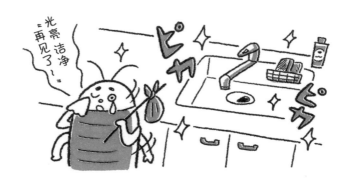

昆虫过敏必备知识
蟑螂

145

昆虫过敏 ④

飞蛾

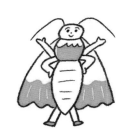

了解过敏原

飞蛾中甚至有可在屋内孵化的种类

　　飞蛾有趋光性，所以会被路灯和家居照明的光亮所吸引。人们普遍认为飞蛾是在野外生存繁衍的生物，但事实上，飞蛾也会在人们居住的室内孵化。

　　一般人们家庭中会出现的飞蛾种类有螟蛾、衣蛾两种。螟蛾主要出现在食物周围，而衣蛾则在衣物附近滋生。飞蛾过敏的过敏原会在夏季至秋季大量增加，在室内的灰尘中也有发现，所以发现飞蛾的踪迹时要引起重视。

了解飞蛾过敏的预防措施

以客厅和餐厅为主进行清扫

　　螟蛾主要滋生于谷物和粮食当中，所以一定要注意把食品保管在密封性好的容器内。

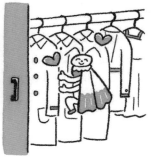

　　衣蛾会在衣物和衣柜中孵化，所以要注意定期清洁衣柜的内部角落，衣物也要在清洗晾干之后再收纳。由于飞蛾有趋光性，所以照明灯具的内部也要定期清扫。

过敏常见症状

- 支气管哮喘
- 过敏性鼻炎

夜行性的飞蛾很不容易被发现

　　与起飞时会发出扑棱棱的声音的蟑螂相比，同为夜行性的飞蛾飞行时却非常安静，所以不容易被人发现踪迹。一旦发现了飞蛾的尸体，要立刻清除掉。

 被灯光吸引聚集过来然后就死掉的飞蛾去哪里了？

被灯光吸引聚集过来的飞蛾，死去后有可能掉在窗户的缝隙中，或是阳台的角落里。扫除时也不要忘记清洁窗缝哦。

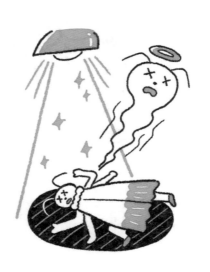

昆虫过敏必备知识——飞蛾

147

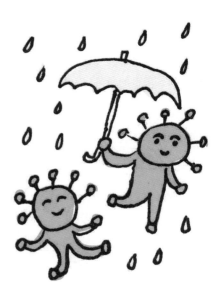

第 **4** 章

从 **6** 个症状分别来
分析儿童过敏

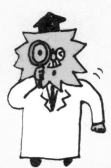

如发生过敏，则全身各部位都有可能有过敏反应。让我们分别从各

器官的角度来看看各个部位都可能发生什么样的反应吧。

何谓过敏症状?

过敏症状会因人而异,不同的人发生过敏的方式和过敏的部位都有所不同。比如皮肤的主要症状有瘙痒,发红和荨麻疹等。除此之外还有消化系统和呼吸道的诸多症状,有的人的过敏反应会同时出现多种症状。

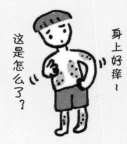

"过敏性休克"是一种严重的全身性过敏反应,极有可能危及生命,必须迅速采取适当的治疗方式及时进行救治。

何谓过敏性疾病?

人们因过敏产生的某一组织或器官的症状,就是过敏性疾病。简单说几个大家可能听过的过敏性疾病的例子的话,有特应性皮炎,支气管哮喘,食物过敏,过敏性鼻炎等。过敏性疾病是一种过激的免疫系统的反应,过敏诱因包括但不限于食品、螨虫、房屋灰尘、花粉等。

年龄较小的儿童无法用语言准确描述自己的症状

就算是同一种过敏性疾病,儿童和大人发生过敏反应的方式也并不相同。进一步说,能否和周围人清楚地说明症状这一点也因人而异。

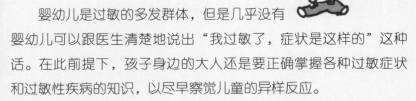

婴幼儿是过敏的多发群体,但是几乎没有婴幼儿可以跟医生清楚地说出"我过敏了,症状是这样的"这种话。在此前提下,孩子身边的大人还是要正确掌握各种过敏症状和过敏性疾病的知识,以尽早察觉儿童的异样反应。

皮肤的症状

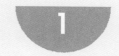

儿童的娇嫩皮肤易受外界刺激影响

相比于大人的皮肤，儿童的皮肤更薄更柔软，守护肌肤的屏障机能也还没有充分地形成，所以更容易受紫外线照射和灰尘的刺激。

人在婴幼儿时期，还特别容易受汗液和口水的刺激发生皮肤问题。比如发红、起疹子等。

儿童皮肤发生的不良反应不光是由于汗液和口水的直接接触，还有可能是过敏引起的皮肤症状，所以家长们最好有做记录的习惯，记录下孩子在什么时间出现了过敏反应等。

特应性皮炎与其他皮炎不同

很多母亲都担心刚刚出生的婴幼儿身上起的湿疹会是特应性皮炎。

特应性皮炎的特点是会引起皮肤泛红起疹，而且治好后还会反复发作。如果出现了疑似症状也不要慌张，及时去医院接受治疗。

皮肤的症状

瘙痒

过敏引起的瘙痒多数伴随着起疹和皮肤发红，而且瘙痒会持续较长时间。请注意尽量不要去抓挠发痒的地方，因为可能抓破皮肤，导致细菌侵入，伤口化脓。

丘疹

丘疹是发作于皮肤表面的病变，可呈半球形或扁平型。多数表现为红色的疹子，直径大约在1厘米以内。有的丘疹中还有小水泡出现，挤破会有水流出。

婴儿的过敏多发于脸部周围

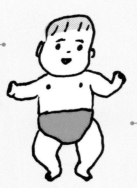

耳朵

耳朵后侧的部分容易起疹子，原因是因为该部位通风不畅，汗液和污垢容易在此堆积。

颈部（脖子根）

和耳朵后部一样，由于通风不佳还有汗液污垢的堆积，导致脖子周围起疹子。

口唇边（婴幼儿时期的过敏多发于此处）

· 嘴边泛红

· 嘴边起疹子

★以上这些不属于过敏，很可能是由于接触乳汁、辅食以及口水时导致的"接触性皮炎"。

浮肿

浮肿的症状就是皮肤肿胀。引发浮肿的原因多种多样，过敏性浮肿也是其中一种。大多数浮肿会在几分钟到几小时内痊愈复原。

荨麻疹

荨麻疹有着像被蚊子叮咬之后的瘙痒感，同时皮肤泛红，多数会在24小时内自行消退。伴随着强烈的瘙痒感，荨麻疹会在皮肤表面以多种形式出现。

泛红

皮肤出现红斑很常见，有的是因为接触了过敏原而导致的红斑，也有的是食物或药物过敏产生的皮肤反应。

幼儿~小学生时期的过敏多发于全身各处

头部与脸部

头部或前额等位置发红起疹，严重时伴有溃烂。

★如果一味用手去挠会加重病情，发病时可采取用手套罩住手等方式来防止抓挠。

眼周（幼儿~小学生时期容易在该部位发病）

· 泛红

· 瘙痒

· 分泌物增多

上半身

胸部及腹部的皮肤容易起红疹。

易受摩擦的部位

严重时甚至会引发全身荨麻疹。荨麻疹容易出现在经常被摩擦的皮肤处，特应性皮炎也多发于此处。

· 大腿内侧

· 肘关节和膝盖内侧

· 腋下

※要注意如下情况：

对于婴幼儿来说，如果皮肤发痒，他们是一定会去挠的。所以注意皮肤保湿很重要，切勿使皮肤干燥，每天都要及时涂抹护肤乳霜。

皮肤的症状

黏膜的症状

黏膜的症状有：咽喉发痒、有异物感、口唇肿胀等

黏膜的症状分为两类，一类是可以直接观察到的，比如嘴唇肿胀等。另一类是无法观测的，比如口腔内部和咽喉的异物感。可以观测到的黏膜上的过敏症状一般不会有生命危险。

但是，一眼望去不易观测到的咽喉内部等部位，却有着引发呼吸困难的危险。由于儿童无法很好地说明自己的症状，所以家长们更要多加留意。

咽喉异物感·咽喉发痒

黏膜的症状在咽喉处体现为有异物感、刺痛感，以及嗓子发痒等。也有的人会感觉到耳道内部发痒。

口腔内异物感·嘴唇肿胀

如误食了致敏的食物，在食用后口腔内会感觉到异物感和疼痛感。罕见的还有嘴唇和舌头肿起的症状。

耳朵

· 耳道的内部有瘙痒感

嘴唇、舌头

· 嘴唇发痒
· 嘴唇以及舌头肿胀

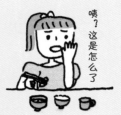

咽喉

· 咽喉处有异物感
· 咽喉瘙痒

眼周和眼睛内部发生的异样反应

过敏性症状可能引起脸部、眼皮和眼下周围红肿。眼球也会有结膜炎的症状，具体表现为发痒以及充血、肿胀等。如果症状长久不愈，可以合理怀疑是由花粉和室内灰尘引发的过敏。

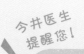

眼睛是很容易被细菌和病毒侵入的部位，所以，当眼部出现异样的反应，比如分泌物异常增多或成脓状时，要及时去医院就诊。

眼部充血、眼白肿胀

眼白的部分可能充血变红。此外，眼白还有像果冻一样肿起来的情况，这些可能都是过敏的表现。

眼睛及眼周发痒

眼周发痒可能发生在眼球本身、眼周以及眼皮等部位，可能是由两种情况导致，一种是致敏物质直接与眼黏膜发生了接触，还有一种情况是过敏引起的全身反应中眼部症状的体现。

充血和白眼球肿胀

· 眼白的部分充血变红
· 眼白出现类似果冻状的肿胀

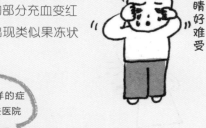

出现了这样的症状要马上去医院

眼睛与眼周

· 眼周发红
· 眼睛发痒
· 眼皮发痒 等

其他症状

· 眼泪增多
· 分泌物增多

粘膜的症状

眼睛上面的部分（眼皮等）出现浮肿一定要引起重视！这说明眼睛有炎症。如果放任不管可能会发展成白内障等并发症。

155

如过敏原进入鼻腔可能导致鼻炎等症状

和口腔一样，鼻黏膜也是过敏原容易附着的场所。过敏原可能会飘浮在空气中被人吸入，也可能粘在手上在挖鼻孔的时候进入鼻腔，从而引发过敏，产生各种症状。

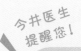

今井医生提醒您！

儿童的过敏性鼻炎多发于幼儿至小学生时期，有时可见特应性皮炎和支气管哮喘同时发病。如果过敏性鼻炎没有得到很好的医治的话，可能会引发中耳炎和副鼻腔炎，大家要多加注意。

鼻子发痒

由于吸入或服食了致敏物质刺激到了鼻黏膜，鼻子会发痒。

打喷嚏

打喷嚏也是过敏症状的一种。除了打喷嚏之外也可能同时有鼻塞和流鼻涕的症状。

流鼻涕、鼻塞

一般来说大人更多的是流鼻涕，而儿童会更容易鼻塞。如果睡觉时鼻涕涌入咽喉部位，就会引发咳嗽以及呼吸困难等症状。

有这样的症状要马上去医院

打喷嚏、鼻塞、流鼻涕等症状长期不愈，或偶尔出现发呆、头痛等症状一定要引起重视！如果注意力长期不集中会对日常生活造成很大影响。

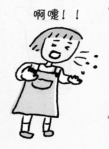

啊嚏！！

鼻黏膜的症状

· 打喷嚏
· 流鼻涕
· 鼻塞

鼻黏膜的症状

· 鼻腔内部有类似虫爬一样的瘙痒感 等

循环系统的症状

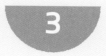

出现特别异样的情况要及时就医

在儿科的诊疗中，医生有时会以儿童是不是有"活力"来作为判断重症的依据。如果儿童有明显的倦怠无力感，或意识不清等症状，就有可能是循环系统出了问题，极端的情况下有可能危及生命。

意识不清

学龄儿童如果出现意识不清的症状很容易被发现异常，但是婴幼儿的意识不清则较难判断。比如婴幼儿出现双眼不对焦，对周围提不起兴趣，怎么逗也不笑等，这些都可能是意识不清的标志。

疲倦无力

儿童过敏的症状有时表现为疲倦无力，具体表现为"一直疲惫无力无法起身""被喊到名字也没有反应""哭声比平时微弱"等。婴儿如果出现倦怠无力的样子，是全身的状态恶化的重要标志，需马上进行治疗。

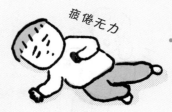

疲倦无力

出现这样的症状要及时去医院

全身症状

· 疲倦无力

· 脸色不好

· 意识不清

婴幼儿过敏循环系统上的症状多数表现为突然的行为方式的变化。比如有"突然停止玩耍""变得非常急躁""特别缠着父母"等之类的症状。如果还同时出现嘴唇和皮肤发白，脸色变差，呼吸急促等症状的话，甚至有可能有生命危险，一定不要忽略孩子每个小小的异样。

循环系统的症状

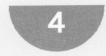

4　呼吸系统的症状

因过敏产生的呼吸系统症状甚至会引发生命危险。

　　食物过敏和支气管哮喘都可能引发呼吸系统的症状。由于感冒也会引发咳嗽等症状，所以有时较难判断呼吸系统的症状到底因何而起。

　　但是，当呼吸时发出类似拉风箱似的比较粗的喘气声，或是呼吸困难时，很有可能就是过敏的症状了。所以当儿童出现痛苦的样子时，家长们一定不要忽视。

咳嗽

　　咳嗽是过敏和感染等很多疾病的外显症状。当咳嗽是由于过敏而产生时，症状可从早持续到晚，令人无法入睡。婴幼儿因过敏而咳嗽时，若咳嗽一直止不住甚至可能引发呕吐，如果咳嗽持续两周以上，请及时就医。

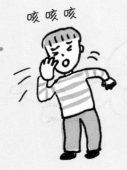

咳咳咳

鼻子

[过敏性鼻炎]

· 流鼻涕

· 咳嗽

★也可能两种症状同时出现

气管·支气管

[支气管哮喘]

· 清晨和夜晚开始咳嗽

· 咳嗽得非常严重以至无法入睡

[食物过敏]

· 在吃过致敏食物之后出现症状

· 非常激烈的咳嗽

· 呕吐

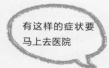

**有这样的症状要
马上去医院**

婴儿的呼吸系统过敏体现在以下几个方面，或是呼吸方式与平时不同、呼吸困难，或是喝母乳或奶粉时明显吮吸的力量减弱。严重的情况下还会出现脸色明显变差的状态，所以家长一定不要忽视孩子身体情况的变化。此外，出现狗吠般的咳嗽声音时更要注意。

喉头水肿

喉头水肿是由于咽喉内部黏膜肿胀从而导致呼吸困难，由过敏或细菌感染的炎症所引起。如果咽喉内部的黏膜肿起，那么空气通过的路径就会变窄，会发生呼吸困难，甚至有窒息的可能性。同时也会伴有声音沙哑乃至失声的症状出现。

呼吸困难

呼吸困难就是指每次呼吸都很痛苦的状态。新生儿和婴儿的气管既柔软又狭窄，和呼吸动作相关的肌肉还没什么力量，所以很容易发生呼吸困难的情况。此外，还伴随有仅可用鼻子呼吸、积痰无法自己吐出等症状出现。

喘鸣

若伴随着呼吸，可以听到"呼－呼－（HYU－HYU－）"或"嗞－嗞－（ZEI－ZEI－）"的哮鸣音的话，医学上称为喘鸣。因气管变窄、气流受限，所以会出现呼吸困难等症状。特别是婴儿时期，被细菌感染产生炎症时，会跟过敏症状一样发生喘鸣，一般人很难判断出二者的区别。这样的情况下请及时就诊，不要依赖自己的判断。

呼吸系统的症状

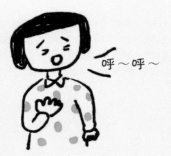

呼～呼～

喘鸣

· "呼-呼-（HYU-HYU-）"或"嗞-嗞-（ZEI-ZEI-）"的呼吸声
· 呼气时发出"呼哧呼哧"的声音

呼吸困难·喉头水肿

· 呼吸的动作方式与平时不同
（例如使用肋骨间的肌肉进行呼吸、呼吸时肩部上下耸动等）
· 呼吸时咽喉下部、肋骨之间、胸口窝处出现凹陷又突起的样子
· 躺下也无法呼吸
· 呼吸时鼻孔张大
· 呼吸时鼻翼扇动
· 每分钟呼吸的次数增加（婴儿在每分钟50～60次以上）
· 声音沙哑

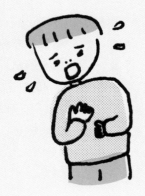

消化系统的症状

过敏反应体现在消化系统上还有腹痛、腹泻、呕吐等症状

引发儿童腹痛的原因，通常有细菌感染和便秘等，当然过敏也是腹痛的原因之一。除此之外，过敏引发的消化系统症状还包括：呕吐、腹泻、便潜血等。

过敏症状有可能在食用致敏食物之后马上显现，也可能在食用后几小时乃至几天后才出现症状。所以，如果是怀疑因食用致敏食物而导致过敏症状的话，要清楚地跟医生说明在什么时间吃了什么样的东西。

腹泻

过敏会出现腹泻以及呕吐的症状。症状的严重程度虽然因个人的体质而异，但儿童也会发生严重的腹泻症状。

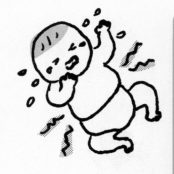

由于婴儿每天只喝母乳或者奶粉，排泄物相对较软，所以腹泻时也很难分辨。那么，可以从婴儿发生如下情况时入手，引起重视，比如：更换尿布的次数比平时多、尿尿的量比平时少，以及出现了其他的过敏反应的症状时。

消化系统的症状

161

腹痛

腹部疼痛，甚至有呕吐和腹泻同时发生的情况。婴幼儿腹痛时可能无法清晰表达出"肚子很痛"这样的词，但可以通过他们的其他表现来关注他们的情况，比如一直哭无法停下来、心情不好烦躁不安、没有精神、倦怠无力、拒绝喝奶、没有食欲等，可能都是不舒服的表现。

有这样的症状要马上去医院

婴幼儿如果一直持续呕吐或腹泻很快就会脱水。所以只要看到孩子状态异常，请千万不要犹豫，立刻送医为佳。

今井医生提醒您！

食物过敏分为食用后马上出现症状的立刻发作型，和食用2小时之后才发作的延迟发作型。延迟发作型比立刻发作型出现的频率要低一些。"新生儿-婴儿消化道过敏"就属于延迟发作型，发病于新生儿时期至婴儿早期。主要是对奶粉起反应引起的恶心、腹泻等症状。

恶心·呕吐

恶心及呕吐症状出现的原因有下面几种：细菌感染或过敏反应、先天性消化系统病变等。婴幼儿在喝奶粉或吃辅食之后反复呕吐，可能是出现了过敏反应。如果呕吐和腹泻重复发生，可能会因体内失水导致脱水状态，需要引起注意。

便血

便血可能由于肠道的疾病或其他疾病引发。实际上，过敏也有可能引发便血。常见于新生儿和婴儿时期的消化道过敏，多见于喝下奶粉后，不仅出现便血，也会引发呕吐和腹泻等症状。

消化系统的各种症状

腹泻

· 反复发作

· 没有精神、倦怠无力

· 无法摄入水分，包括
奶粉和水（多见于婴儿
的情况）

· 吃饭或喝水后马上
腹泻

· 小便的次数减少

· 脸色变差

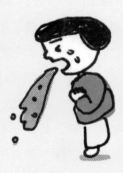

恶心·呕吐

· 在吃饭或喝奶后反复
呕吐

腹痛

· 几乎无法停止哭泣

· 情绪很差

· 倦怠无力

· 没有食欲

体重无法增加

由于反复的呕吐导致体
重无法增加

有这样的症状要
马上去医院

腹痛、腹泻、呕吐、便血等症状，有时会单一发生，有时也会有多
种症状同时发生的情况。即便是很轻微的症状，但一旦感觉到与平
时感冒症状不同的话，一定要及时就医。

全身过敏反应的症状

可能出现呼吸困难、意识障碍等严重症状

　　全身过敏反应是指皮肤、呼吸系统、消化系统等多个脏器同时发生过敏反应的情况。这是一个危险的信号，代表可能危及生命，一定要引起充分重视。如果儿童曾经出现过全身过敏反应，那么监护人一定要充分了解它发生的原因，并请同时预备好紧急应对措施。发生全身过敏反应时，如果曾被主治医生处方过自我注射型肾上腺素的话，请不要犹豫，立刻注射。

过敏性休克

脸色青白

　　血压是指人的血液输送到全身各部位时需要的一定的压力。血压过低的话，身体各个器官的活动也会自然而然地恶化。过敏性休克发生时，血压会一下子降低，使人面色青白、脉搏减弱。

呼吸困难

　　过敏反应会使呼吸道的黏膜肿起，空气的流通通道变窄，使人无法呼吸。如果出现以下症状要特别加以注意：持续的剧烈咳嗽、咳嗽的声音如犬吠般尖锐、嘴唇发白等。

卷怠无力、意识不清

　　过敏性休克还可能引发意识不清和卷怠无力感。在有的情况下，儿童也会出现很兴奋的反应。伴随着意识丧失，也可能会发生大小便失禁。

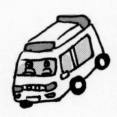

出现了症状，也许是以下疾病？

**特应性
皮炎**

特应性皮炎是
一种反复发作
的湿疹型皮肤
疾病，通常伴
随着皮肤发红
和瘙痒。因为
发病时皮肤发
痒，不小心挠
破的话会加重
症状，甚至出
现皮肤结痂变
厚等状况。

概要

随着年龄的增长，发生症状的部位也随之变化

特应性皮炎通常是指皮肤角质层功能出现异常，使得皮肤在
受到外界刺激时，造成过敏性反应。

婴儿时期的特应性皮炎多发于头部和脸部，幼儿时期会发展
到身体和手足，手肘和膝盖内侧多发。到了青春期之后，更容易
出现全身大面积湿疹。由于特应性皮炎发作时瘙痒难当，不小心
挠破的话还会使湿疹面积扩大，出现皮肤结痂变厚等情况。

原因

主要原因有可能是"体质因素"也可能是"环境因素"

特应性皮炎的主要原因通常被认定为是过敏，而事实上，也
有很多专家认为要综合考虑体质和环境的多种因素，这些因素共
同作用下，特应性皮炎才会显露症状。

体质因素是指病人本人或病人家族自带的过敏性体质，也指
皮肤的屏障机能较弱。

环境因素是指生活环境中存在着的过敏原，比如螨虫或房屋
灰尘、致敏食物、花粉、动物毛发等。

诊断

特应性皮炎的皮肤症状比较特殊

特应性皮炎的特征是左右对称、症状反复。如婴儿症
状反复两个月以上，幼儿症状反复六个月以上的话，就很
可能可以确诊为特应性皮炎。

特应性皮炎的治疗包含以下几个方面：一是日常护理
方面的指导（如何对皮肤进行清洁和保湿），二是针对导
致皮炎发作的环境所采取的措施（如室内的清扫，避免穿
着易造成刺激的材质的衣物，均衡膳食营养等），三是使
用适当的外用药进行治疗，如类固醇软膏等。

支气管哮喘

哮喘是一种呼吸困难反复发作的疾病，发作时呼吸会发出"呼-呼-（HYU-HYU-）"或"嗞-嗞-（ZEI-ZEI-）"的哮鸣音。当严重的哮喘发作时，空气进入困难，病人会无法呼吸，甚至有生命危险。

概要

无论是儿童还是大人，支气管哮喘的发病率都在提高

空气从口鼻处途经咽喉进入肺部的这条通道叫做"呼吸道"。而连接咽喉和肺部的部分医学上称为"气管"或"支气管"。

支气管哮喘形成的主要原因是由过敏导致的慢性炎症。最终的结果是会导致支气管呈高敏状态，一遇到感冒、剧烈运动或寒冷空气刺激时，就会出现咳嗽，呼吸困难等症状。

当支气管哮喘发作时，空气进入的通道会变窄，所以呼吸时会出现哮鸣音。症状还常见有，因咳嗽无法入睡，因咳嗽发生呕吐，感冒好了之后咳嗽却一直持续等。

原因

哮喘是由若干原因综合引起发作的

支气管哮喘不是由单一因素引发的，而是由若干因素共同作用引发的。原因之一是螨虫、房屋灰尘、霉菌以及动物毛发引起的过敏。除过敏外，还包括上呼吸道感染、香烟的烟雾、药物、寒冷空气刺激等外在因素和运动时呼吸加剧等内在因素。

诊断

每天做记录有助于把握哮喘的情况

因为婴儿在感冒时也会发出"呼-呼-"的呼吸声，所以光凭一次症状很难做出诊断。如果症状反复发生，则可确诊为支气管哮喘。

在支气管哮喘的治疗中，如何抑制呼吸道炎症的发作是重要的手段之一。依据主治医师的判断，可能会开出吸入式类固醇药物和白三烯受体拮抗剂等处方药。另外一点很重要的是，勤更换被褥、打扫地板、清洗常用的玩具等，可以有效降低空气中螨虫和灰尘等过敏原的浓度，抑制哮喘的发生。

此外，还可以通过写"哮喘日记"来记录每天的具体状况，与医生和家人一起详细把握哮喘的动向，对于哮喘的治疗来说也是很重要的一环。

食物过敏

食物引发的免疫反应的常见症状是皮肤发红，起疹子等。有时也可能引发过敏性休克这种危及生命的严重症状，所以要细心地注意日常的饮食。

食物过敏多见于婴幼儿

食物过敏可能引发各种各样的身体状况，常见的容易引发过敏的食物有鸡蛋、牛奶、小麦等。常见的症状包括皮肤上的发红起疹、瘙痒等，还有黏膜上的症状，如打喷嚏、流鼻涕等，此外还可能出现如咳嗽、呕吐、腹泻等一系列症状。

食物过敏特别容易发生于婴儿阶段。统计结果显示，未满一周岁的婴儿，每 10～20 人中就有一个有食物过敏的症状发生。随着孩子的成长，不能吃的致敏食物也在改变，但与此同时，本来对某个东西过敏后来又不过敏了的情况也有很多。

原因

致敏食物是多种多样的

每个人的致敏食物是不一样的。容易引发过敏的食物除了上文提到的鸡蛋、牛奶、小麦之外，还有树坚果类、鱼子、虾、蟹、水果、花生、荞麦、大豆等。

在日本，如果加工食品有使用以下致敏原料，厂家有义务在食品包装上标明出来，它们分别是蛋、牛奶、小麦、虾、蟹、荞麦和落花生，共 7 种。

在中国，《食品安全国家标准 预包装食品标签通则》（GB 7718-2011）规定 8 类自愿标识的食品过敏原：a）含有麸质的谷物及其制品（如小麦、黑麦、大麦、燕麦、斯佩耳特小麦或它们的杂交品系）；b）甲壳纲类动物及其制品（如虾、龙虾、蟹等）；c）鱼类及其制品；d）蛋类及其制品；e）花生及其制品；f）大豆及其制品；g）乳及乳制品（包括乳糖）；h）坚果及其果仁类制品。

诊断

食用致敏食物后症状反复发作时要马上就医

如果在吃东西之后皮肤出现了发红，起疹子等症状，要马上去医院就诊。

在医院，医生会询问关于饮食习惯、过敏症状及家族过敏性疾病病史。在食物过敏的诊断中，什么时间吃了什么食物，吃了多少，隔了多长时间发病，出现了什么样的具体症状等信息都非常重要，所以有必要做记录保存下来。

婴幼儿无法自己描述自己的症状，所以身边的大人要留意婴幼儿生平第一次吃过的东西，观察孩子吃完之后是否有异样。

要严格根据医生的医嘱，排除致敏食物。

全身过敏反应的症状

过敏性鼻炎

过敏性鼻炎是指致敏物质对鼻腔黏膜造成刺激，产生如打喷嚏、流鼻涕和鼻塞等症状。造成刺激的致敏物质有蜱虫、房屋灰尘和花粉等。患过敏性鼻炎的人也常并发其他过敏性疾病，比如特应性皮炎和支气管哮喘等。

概要

鼻塞与流鼻涕反复发作

过敏性鼻炎是由于蜱虫、灰尘和花粉等致敏物质刺激鼻腔，引起免疫反应，导致打喷嚏、流鼻涕、鼻塞等症状。

幼儿至成年后都有可能发作过敏性鼻炎。虽说感冒等上呼吸道感染症也会有鼻塞和流涕等症状，但通常会在1~2周内痊愈。

而过敏性鼻炎的症状则会持续较久。此外，过敏性鼻炎和感冒不同的是，过敏性鼻炎一般不会发烧，但是会不停地打喷嚏，并伴随水状透明的鼻涕不断流出。

原因

儿童过敏性鼻炎的主要原因多为蜱虫和房屋灰尘

过敏性鼻炎的主要诱因一般被认定为如下几种：蜱虫、房屋灰尘、霉菌、宠物毛发、花粉等。如果是蜱虫或灰尘引发的过敏，那么一年四季都会出现症状。而花粉过敏则只在秋季等特定季节才会发病。

儿童得过敏性鼻炎的主要原因，应该还是由于蜱虫和灰尘过敏，而较少见花粉过敏。如果过敏的原因是家中的宠物的话，那么最好不要继续饲养宠物。但实在没有办法的话，就尽量不要让宠物进入卧室。

诊断

若鼻塞和流鼻涕长久不愈要及时就医

如果鼻塞，流鼻涕和打喷嚏等症状长久不愈，那么请尽快去医院就诊。通过问诊病人迄今为止的经历和症状，加上鼻腔内部的检查，医生可以诊断出是否为过敏性鼻炎。在过敏性鼻炎的治疗中，查明过敏原并根除是重要的治疗手段。

过敏的原因是蜱虫或灰尘的情况下，定期对房屋进行彻底清扫，把房间的地毯撤掉换成地板，进行合适的温度和湿度管理，都能有效隔离过敏原。假如症状较为严重已经影响了日常生活的话，也可以采取手术治疗的方式。

针对过敏性鼻炎的最新治疗方法还有舌下免疫疗法，这是一种把过敏原持续少量地让人体吸收，让人主动产生抗体的疗法。

过敏性结膜炎

过敏性结膜炎是发生在眼部的过敏性疾病。和花粉症、过敏性鼻炎的诱因类似，可通过处方药来改善症状，但重症的情况可能会影响视力，所以一定要加以重视。

概要

眼部是易患过敏性疾病的部位

眼部也是较容易发生过敏的部位。结膜因直接跟外界接触所以很容易沾到过敏原，事实上，结膜也是免疫细胞大量集中的部位，免疫细胞正是过敏反应的源头。

造成过敏的花粉、蜱虫或者灰尘进入眼睛里的话，眼球、眼睑以及眼睑周围都会发痒。

过敏性结膜炎的症状除了发痒之外，有时还会出现眼皮内侧的粒状突起，眨眼时会有异物感，类似灰尘进入眼睛里时的感觉。

原因

眼部过敏除了咨询过敏专家也可以去眼科诊所就诊

蜱虫、灰尘、杉树和豚草的花粉、宠物毛发等一旦进入眼睛，附着在黏膜之上，就会引发眼部瘙痒红肿。

一般来说过敏性结膜炎的病人中85%是由于花粉过敏导致的。除了杉树和扁柏的花粉是众所周知的过敏原外，禾本科的草芽，菊科的艾蒿与豚草等植物的花粉也都会引发过敏性结膜炎。

过敏性结膜炎包括特应性角结膜炎，春季性结膜炎，巨乳头性结膜炎等。但特应性角结膜炎是指常见于特应性皮炎病人中的慢性结膜炎。春季性结膜炎的特征是，可在眼睑内侧形成巨大的乳头状突起，多发于幼儿园至小学时期的男童身上。

诊断

若眼部充血、眼痒、分泌物多长久不愈要及时就医

眼部出现不适症状时，除了可以去看过敏专科的医生，更建议大家去专门的眼科诊所就诊。

过敏性结膜炎的治疗药物多为含抗组胺成分的眼药水或口服药，这些一般都是处方药。

如果过敏性结膜炎转为重症有可能会影响视力，所以一定要尽早去眼科专家处就诊。

全身过敏反应

全身过敏反应就是指全身同时出现过敏症状。过敏性休克是指因全身过敏反应造成的意识不清和血压降低，危及生命的状态。

全身过敏反应可能危及生命

全身过敏症状是指在接触了过敏原之后短时间内出现的全身症状，接触过敏原的方式包括但不限于吃了某种致敏食物，服用了某种药物，或是被蜜蜂蛰到等。

全身过敏的症状多种多样，有皮肤发红浮肿、起疹子、眼部瘙痒，甚至有呼吸困难、呕吐、腹泻、意识不清等症状，更加严重者还有可能危及生命，所以一定要加以重视。一般来说，全身过敏反应的发病时间因发病原因不同而有异，而且无论是儿童还是成年人都有可能发生全身过敏反应，是一种很危险的过敏状态。

原因

儿童的全身过敏反应多数来自于食物

虽然昆虫、药物和橡胶制品过敏也会引发全身过敏症状，但是儿童的全身过敏反应更多是由食用了致敏食物所导致。比如鸡蛋、牛奶、小麦、花生都是比较容易引起过敏的食物，但是每个人的过敏症状差别也比较大。就算是大多数人都没什么反应的过敏原，有的人也会因其产生全身性过敏反应，所以要好好了解自己到底会对什么样的过敏原产生过敏反应。

诊断

当务之急是要把人从危及生命的状态中抢救回来

发生全身过敏反应时，会出现血压降低、失去意识、呼吸困难等症状。治疗的首要任务是要把全身恢复到正常的状态。脱离了生命危险后，做对应的检查让自己了解全身过敏反应的诱因，并与医生商讨今后的应对措施，避免再次发生同样的事情。

不论是在自己家或是外出时，都有可能不小心吃到自己会过敏的食物。自我注射型肾上腺素处方药在紧急情况下可以自己注射，有效防止发生全身过敏反应，有的医生也会依据病人的具体情况为其开出自我注射型肾上腺素的处方。